古代名家肿瘤医案选评

主　审　盛增秀

主　编　柴可群

副主编　余志红　江凌圳

编　委（按姓氏笔画排序）

占义平　叶　菁　乔红丽　江凌圳

孙水华　杜瑀煊　余志红　张庆乾

陈　淼　陈嘉斌　周　颖　施云福

徐国暑　盛　洋　缪昊均

人民卫生出版社

·北京·

图书在版编目（CIP）数据

古代名家肿瘤医案选评 / 柴可群主编 . — 北京：
人民卫生出版社，2022. 9

　ISBN 978-7-117-33459-4

　Ⅰ.①古… 　Ⅱ.①柴… 　Ⅲ.①肿瘤 – 医案 – 汇编 – 中
国 – 古代 　Ⅳ.①R273

　中国版本图书馆 CIP 数据核字（2022）第 151260 号

人卫智网	**www.ipmph.com**	医学教育、学术、考试、健康，购书智慧智能综合服务平台
人卫官网	**www.pmph.com**	人卫官方资讯发布平台

古代名家肿瘤医案选评
Gudai Mingjia Zhongliu Yi'an Xuanping

主　　编：柴可群
出版发行：人民卫生出版社（中继线 010-59780011）
地　　址：北京市朝阳区潘家园南里 19 号
邮　　编：100021
E - mail：pmph @ pmph.com
购书热线：010-59787592　010-59787584　010-65264830
印　　刷：河北新华第一印刷有限责任公司
经　　销：新华书店
开　　本：710×1000　1/16　印张：9　插页：2
字　　数：125 千字
版　　次：2022 年 9 月第 1 版
印　　次：2022 年 10 月第 1 次印刷
标准书号：ISBN 978-7-117-33459-4
定　　价：45.00 元

打击盗版举报电话：**010-59787491**　E-mail：**WQ @ pmph.com**
质量问题联系电话：**010-59787234**　E-mail：**zhiliang @ pmph.com**
数字融合服务电话：**4001118166**　E-mail：**zengzhi @ pmph.com**

主编简介

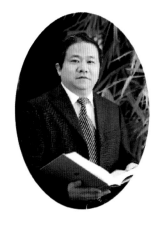

柴可群，医学博士，主任中医师，博士研究生导师，第六、第七批全国老中医药专家学术经验继承工作指导老师，浙江省国医名师，浙江省名中医，浙江省有突出贡献中青年专家，国务院政府特殊津贴专家，国家临床重点专科中西医结合肿瘤专科和国家中医重点专科中西医结合肿瘤专科负责人和学术带头人，浙江省中西医结合肿瘤防治技术研究重点实验室主任，浙江省"十三五"重大与高发疾病防治重大科技专项咨询专家，中华中医药学会肿瘤分会副主任委员，中国中药协会肿瘤药物研究专业委员会主任委员，浙江省中西医结合学会会长，浙江省中医药学会副会长，浙江省中医药学会肿瘤分会主任委员，浙江省抗癌协会康复与姑息专业委员会主任委员，《浙江中医杂志》主编，《中华肿瘤杂志》《中医肿瘤学杂志》《肿瘤学杂志》等学术杂志编委，浙江省劳动模范。

柴可群长期从事中西医结合肿瘤临床与科研工作，至今已有30余年，主攻肿瘤疾病的中医、中西医结合诊疗，对肿瘤围手术期及放化疗阶段的诊治颇有研究。通过长期实践，提出"正虚致瘤""痰毒致瘤""情志致瘤"等学术观点，认为肿瘤发病的中医基本病机是"正虚为本，痰毒为患，情志失畅"，创立"柴氏中医肿瘤防治四法"，即健脾补肾以扶助正气、化痰解毒以消散癌肿、疏肝解郁以调畅情志、温阳通络以防复防变。临诊中注重辨证辨病相结合，强调防复防变"治未病"。创制了抑肺饮、益胃饮、肠清方等经验方，在一定程度上

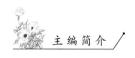

提高了中晚期非小细胞肺癌的疗效,并在解决胃癌术后及化疗后贫血、消瘦,结直肠癌术后转移复发等疑难病症方面取得了进展。先后主持国家自然科学基金、浙江省自然科学基金、浙江省重点研发计划、浙江省中医药防治重大疾病攻关项目等国家级、省级以上研究项目15项,获得浙江省科学技术进步奖二等奖等科技奖励10余项次,在促进中西医结合肿瘤学科发展、提升肿瘤防治水平等方面作出了贡献。

前　言

　　恶性肿瘤是严重威胁人类健康的疾病之一。中国恶性肿瘤发病率多年持续上升，已成为一个必须高度重视的公共卫生问题乃至社会问题。人类发现肿瘤已经有 3 000 年以上的历史，中医学对癌瘤的认识渊源久远，早在殷墟出土的甲骨文中就有"瘤"的病名记载。古代医家在漫长的临床实践中，对肿瘤病因、病机的认识由浅入深，积累了丰富的治疗经验，这在其医案著述中，得到了较好的体现。为了传承和弘扬古代医家在肿瘤诊治上的宝贵医学遗产，我们本着"少而精"的原则，从众多古代医案中，选择 200 多则典型案例进行点评，希望对今天临床有重要启示和借鉴作用。兹将编写中的有关问题，概述于下：

　　一、本书全部采用中医的古代病名，包括癥瘕、积聚、瘿瘤、翻胃、噎膈、乳岩、失荣、石疽、恶核、肠覃、石瘕、恶疮、喉菌、茧唇、舌菌、鼻渊、脏毒、五色带、肾岩翻花等。

　　二、限于历史条件，古人对肿瘤的认识，恶性肿瘤和良性肿瘤辨识不清，本书尊重古籍原有资料的真实性和原汁原味，一旦病名和资料确定后，不分良性肿瘤和恶性肿瘤，一并收录。

　　三、每则医案的标题系编者所加，系针对该案的病种、病因、病机和治法等，加以提炼而成，意在提挈其要领，起到提示作用。

　　四、每案先录原文，并标明出处。根据笔者的学习心得，结合临床体会，对医案进行点评，着重阐发医案的辨证施治要点和处方用药的特色，彰显中医药在治疗上的优势。

　　五、对少数难读难解的字和词予以注释、注音，解释力求准确妥帖，文字简洁明白，只注首见处。

　　六、由于所辑医案时代跨度较大，其作者生活的地点亦不相

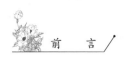

同,因此对于同一药物,称谓不甚统一,为保存古书原貌,不用现代规范的药名律齐。

七、书中引录医案的医籍、作者、版本等,书末附 1 均予以标明,而附 2 系本书编委所撰并发表的论文,以供参考。

诚然,笔者在编撰本书时花了很多精力,力求保证书稿的质量,但限于水平,书中缺点和不足之处在所难免,敬请读者指正。

编　者
2022 年 8 月

目　录

一、癥　瘕

妇人失子致胸痞有块案

（丹）有妇人三十岁，因哭子，至半年后，胸痞有块如杯，饮食大减，面淡黄惨黑，若不胜衣，六脉弦细虚涩，至日晡后则发寒热。予察其事势已急，补泻兼用，以补中益气汤随天气寒暄[①]加减法，与东垣痞气丸相间服，方见五积门，食前用汤，食后用丸，常令汤多于丸些少。如此近一月，寒热皆退，食亦稍进，又以丸用汤相等服之，至第二月以后，忽一夜大发寒热，至天明热退，胸中之块如失，至晚手足下半节皆肿，遂停药。三五日后，忽一夜手足之肿如失，至天明胸中之块复有，比如前觉小一晕。遂以二陈汤加桔梗、白术、枳实，调理半月而安。次年复生一男。（《医学纲目》卷之二十五《脾胃部·积块癥瘕》）

【点评】本例"胸痞有块如杯"显属"癥瘕"之病。"内伤法东垣"，补中益气汤乃东垣传世名方，近世内外妇儿各科临床皆广为使用，或有效或不效。乃至有后世医家讥讽东垣老人用药如韩信点兵，多多益善。实乃照猫画虎未得东垣真传。东垣老人身逢乱世，见元兵围城撤退后，城中饥民出城觅食，因困厄日久，突然暴食，不知节制，脾胃大伤，死伤者众多，乃拟补中益气汤活人无算。观察此案妇人，骤然失子，半年时间内每日悲伤，饮食大减，面色惨黑，六脉虚弱，心理和生理的双重折磨和那些被困守孤城的灾民何其相似！楼英深得东垣之法，以补中益气汤为中军保养脾胃，固护中州，使水谷精微生化有源，再以痞气丸为先锋，攻伐胸中之邪，一张一弛，一补一泻，皆有法度。后以二陈汤合枳术丸，遂收全功。

---

① 暄：暖。

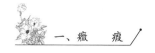
酒后受怒左胁积块案

方提领年五十六，丁丑年冬，因饮酒后受怒气，于左胁下与脐平作痛。自此以后，渐渐成小块，或起或不起，起则痛，痛止则伏，面黄口干，无力食少，吃此物便嗳此味，转恶风寒。脉之左大于右，弦涩而长，大率左甚，重取则全弦。此得热散太多，以致胃气大伤，阴血下衰。且与和胃汤以补胃气，滋养阴血，并下保和丸助其化粕，伺胃实阴血稍充，却用消块和胃汤方。

人参三钱　白术一钱半　陈皮一钱　芍药　归身各五分　干葛三分　红花豆大　甘草二钱，炙

作一帖，下保和丸二十五、龙荟丸十五。

上三法，补气血药为主，磨积出入佐之，皆补多于磨，乃气血虚甚而有积块之法也。（《医学纲目》卷之二十五《脾胃部·积块癥瘕》）

【点评】胁下积块，多有血瘀经脉阻滞，不通则痛。本案前因甚明，因饮酒后受怒气，致肝气不舒，气机不畅，血行不利，故瘀血成积块。肝之主脉为弦脉，患者重取六脉全弦，肝气之盛可知矣，继而克伐脾土，乃至胃气大伤，阴血亏损。《本草纲目》："气者血之帅也。气升则升，气降则降；气热则行，气寒则凝。"故以人参、白术、甘草补养脾胃之气，佐以葛根、陈皮提升胃气，使补而不壅。再以当归、芍药、红花补血活血。最后合保和丸、龙荟丸推陈出新，消磨积滞。理法方药合拍，攻守有据，其法其治，可资借鉴。

胸痞食入即吐案

冯氏女年三十岁，形瘦色嫩，滋味素厚，幼年曾踏雪，尝以火烘鞋履，以致湿热上袭。至二十五岁时，口尝吐清水吞酸。医用丁香等热药，时止时作，作时仍服前药，至当年心痛胸痞有块，吃饭即吐些，常出三之一，遂与左金丸二十四粒，以姜汤下之。与三十余次，全不进食。予曰：结已开矣。且令止药。或口干思饮，止与半盏熟水，间以青六丸与之。虽困卧着床，尤以绝药为善。如此近四十日，

诊其脉前后些微弦，重取似涩，轻取稍和，至此弦脉渐添。遂令与人参芍药汤，引金泻木，渐渐思食，而苦于大便秘。病家必欲行大黄，予止之。遂以生芍药、陈皮、桃仁、人参为丸与之，用蜜煎导，大便行而食进，调理半月而安。（《医学纲目》卷之二十五《脾胃部·积块癥瘕》）

【点评】瘦人多火，冯女素为湿热之体，前医不查，见其口吐清水，以为脾胃虚寒，投之以丁香等热药止呕，不啻抱薪救火，饮鸩止渴之法，乃至湿热蕴结与胸中，食入即吐，势成积聚。丹溪左金丸清肝和胃正合此症，楼英恐其格拒，故以"寒药热服"之法，以姜汤下之。兼以青六丸（六一散加红曲）使湿热从小便出。待其湿热化清，再以人参芍药汤调和脾胃。正在收功之际，冯女家人因其便秘，必要用大黄攻下，久病之体怎经得起虎狼之药！楼英力排众议，法仲圣蜜煎导之法，得收全功。

癥瘕不食不眠烦满身热案

孙俟居比部，病腹中若有癥瘕，不食不眠，烦满身热。仲淳投以人参、芍药、茯苓、麦门冬、木通、枣仁、石斛。方甫[①]具，史鹤亭太史至，见方中有大剂人参，骇曰：向因投参至剧，此得无谬乎？仲淳曰：病势先后不同，当时邪未退，滞未消，故不宜。今病久饱胀烦闷者，气不归元也；不食者，脾元虚也；不眠而烦者，内热津液少也，今宜亟用此药矣。四剂而瘳。后复病，仲淳诊之曰：此阴虚也，非前证矣。更以麦门冬、白芍药、甘枸杞、五味子、生地黄、车前子，而热遂退。（《先醒斋医学广笔记》）

【点评】有形之癥瘕，俗医往往以为实证，投以硝、黄之品。缪希雍（仲淳）明眼，根据孙氏不食、不眠之证候断为脾元亏虚，内热津少，遂以补中焦、养津液之品治之。《灵枢·九针十二原》云："阴中之至阴，脾也。"因此，后世医家治脾虚时往往重脾气脾阳。仲淳用药强调脾阴，在《神农本草经疏》卷二的"脾虚中满"中，提出脾阴不足的诊断依据"昼剧夜静，属脾气虚""夜剧昼静，属脾阴虚"，并提出用药原则"宜补脾阴，兼制肝清热，甘平，酸寒，淡渗。酸枣仁、白芍药、

---

① 甫（fǔ）：刚刚，才。

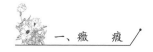

石斛、白扁豆、莲肉、橘皮、山药、苏子、五味子、木瓜、桑白皮、车前子、茯苓"。此案充分体现了其治疗特色。

妇人善怒小腹结块案

一妇人性多郁善怒，勤于女工，小腹内结一块，或作痛，或痞闷，月经不调，恪服伐肝之剂，内热寒热，胸膈不利，饮食不甘，形体日瘦，牙龈蚀烂。此脾土不能生肺金，肺金不能生肾水，肾水不能生肝木，当滋化源。用补中益气汤、六味丸，至仲春而愈。(《证治准绳·女科》卷之三《杂证门下·积聚癥瘕》)

【点评】《临证指南医案》卷一："肝为风木之脏，因有相火内寄，体阴用阳，其性刚，主动主升，全赖肾水以涵之，血液以濡之，肺金清肃下降之令以平之，中宫敦阜之土气以培之，则刚劲之质得为柔和之体，遂其条达畅茂之性，何病之有？"本例妇人性多郁善怒，肝气郁结乃成痞块，此时若施以疏肝理气之品，当可愈之。但滥用伐肝之剂，以致气机逆乱，中焦运化失常，乃致食不甘味，形体日瘦，牙龈蚀烂，脾土肾水大败之候。肯堂以补中益气汤、六味丸治之，实乃王道中正之法，建中州，滋肾水而收全功。

善怒致腹中积聚案

松江太守何恭人，性善怒，腹结一块年余，上腭蚀透，血气虚极，时季冬肝脉洪数，按之弦紧。或用伐肝木、清胃火之药。余曰：真气虚而邪气实也，恐伐肝木至春不能发生耳。用八珍汤以生气血，用地黄丸以滋肾水，肝脉顿退。因大怒耳内出血，肝脉仍大，烦热作渴，此无根之火也。仍以前药加肉桂二剂，脉敛热退。复因大怒，果卒于季冬辛巳日，乃金克木故也。(《证治准绳·女科》卷之三《杂证门下·积聚癥瘕》)

【点评】至虚有盛候，大实有羸状。说明危重病症往往出现假象。此案患者腹内结块，肝脉洪数，一派大实大热之表象。俗医此时易犯虚虚实实之弊，投以清肝凉血之品。患者本已病根深重，肝肾两亏，乙癸耗竭，龙雷之火外越，诚危急之时。稍一不慎，最后一点元阳生机消散,命如悬丝矣。肯堂慧眼如炬,以八珍汤、地黄丸峻补肝肾气血,引火归原,使相火得归,脉敛身静。虽最后患者仍因情志不节而卒,但虚实寒热之辨,实乃辨病辨证第一要务,当慎之又慎。

血瘕致小便不通案

年在毗陵,有一贵宦妻患小便不通,脐腹胀不可忍,众医皆作淋,治以八正散之类愈甚。予诊之曰:此血瘕也,非瞑眩[①]药不可去,用此药(《本事》桃仁煎)更初服,至日午大痛不可忍,遂卧少顷,下血块如拳者数枚,小便如黑豆汁一二升,痛止得愈。

此药治病的切[②],然猛烈伤人,气虚血弱者不可轻用也。(《证治准绳·女科》卷之三《杂证门下·积聚癥瘕》)

【点评】对于一些棘手的疾病,往往需要用到一些"虎狼之药"。此案乃血瘕之疾,故以活血化瘀之桃仁煎单刀直入。《本事》桃仁煎原出《备急千金要方》,其组方为:"桃仁、虻虫各一升,朴消五两,大黄六两。上四味为末,别治桃仁,以醇苦酒四升纳铜铛中,炭火煎取二升,下大黄、桃仁、虻虫等,搅勿住手,当欲可丸,下朴消,更搅勿住手,良久出之,可丸乃止。取一丸如鸡子黄投酒中,预一宿勿食服之,至晡时下如大豆汁,或如鸡肝凝血虾蟆子,或如膏,此是病下也。"方中桃仁破瘀结以消癥积,大黄清瘀热以化瘀聚,朴硝软坚散结,虻虫破血消积。药证相合,故能下血块数枚乃愈。

少腹癥积攻逆作痛案

脉涩,少腹癥积,不时攻逆作痛,心中嘈杂。癥积痹在血分,宜攻宜泄。第营血颇虚,只宜养之和之。

旋覆花汤加桃仁、柏子仁、穞豆皮。(《未刻本叶氏医案》)

【点评】旋覆花汤方出《金匮要略》,由旋覆花、葱、新绛组成。原

---

① 瞑眩:指服药后产生头晕目眩的反应。《尚书·说命上》云:"药弗瞑眩,厥疾弗瘳。"
② 的切:确当;贴切。

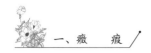

文曰："肝着,其人常欲蹈其胸上,先未苦时,但欲饮热,旋覆花汤主之。"盖肝着乃肝郁血滞之病。可知此方乃治疗血瘀络阻之证。此案脉涩,少腹又有癥积之块,与此方正合。叶香岩在原方基础上加入桃仁,增加其活血之效,并佐以柏子仁、穭豆皮补心养血,深得仲景之法。

络血不注冲脉经阻作瘕聚案

柳四二　络血不注冲脉则经阻,气攻入络,聚而为瘕乃痛。冲脉是阳明属隶,痛升于右,胀及中脘,作呕清涎浊沫,操家烦怒。犯胃莫如肝,泄肝正救胃。

金铃子　炒延胡　蓬莪术　青橘叶　半夏　厚朴　姜汁　茯苓
又　葱白丸二钱,艾枣汤送。(《临证指南医案》卷九《癥瘕》)

【点评】《灵枢·海论》云:"冲脉者,为十二经之海。"冲脉乃人一身气血灌注流动之枢纽。此患者冲脉瘀阻,一身气血运转不畅,故生瘕聚。气机失调,清阳不升,浊阴不降,故中脘胀痛,呕清涎浊沫。香岩用隔治之法,疏泄肝气,俾中焦阳明得畅,再佐以健脾化痰活血之品,标本同治。其思深,其功巧。

脐下瘕致气塞至心胸及咽喉案

某　脐下瘕形渐大,气塞至心胸及咽喉,饮不解渴,遂气攻至背部,经水百余日不来,小溲得利,大便不爽。气滞血瘀,皆因情志易郁,肝胆相火内灼,冲脉之血欲涸。丹溪谓气有余便是火,口甜,食后痞,用苦辛清降。木火郁,气滞血瘀。

胡黄连八分　山栀仁一钱半　南山楂三钱　芦荟一钱　鸡肫皮不落水,去垢,炙脆,五钱
化服回生丹半丸。(《临证指南医案》卷九《癥瘕》)

【点评】"女子以肝为先天。"此案女子肝气郁而化火,上冲心胸咽喉,中犯胃分,下聚于脐下,故经水不行,大便不爽,食后痞。处方中胡黄连,《本草正义》言其质重色黑,沉降之性尤甚,善清下焦之热;山栀仁善清三焦之火;南山楂消食导滞,兼有活血之功;芦荟泻下软

坚,清大肠之滞浊;鸡肫皮消积健脾,乃血肉有情之品,后世医家张锡纯更盛赞其化癥之效。回生丹更是叶天士治疗妇人经水不来之常用方。诸药相合,清肝火,去瘀滞,理中焦,切中病机。

瘕聚气逆痛呕案

缪　脉弦左搏,数年胃痛不痊,发时手不可按,胁中拘急,少腹左旁素有瘕聚之形,气自下焦冲起,为胀为呕。此乃惊忧嗔怒,致动肝木,乘其中土,胃伤失降,脉络逆并,痛势为甚。初起或理气获效,久发中衰,辛香气燥,脾胃不胜克伐矣。议疏肝木安土为法,冀其渐缓,再酌后法。气血凝络,肝逆胃痛呕。

川楝子　川连　干姜　桂枝　当归　川椒　生白芍　乌梅
(《临证指南医案》卷九《癥瘕》)

【点评】叶氏一生忙于诊务,著述甚少,其学术精华,往往藏于其医案字里行间。然其医案大多言简意赅,点到为止。故读叶氏医案,往往需要做到以方测证,上下相参,才能管中窥豹,得其精髓。此案乃叶氏治瘕聚气逆呕痛之症。理法论述甚略,只知患者乃肝胃不和之证候,叶氏云疏肝木、安脾土,详参药味乃用仲景乌梅丸加减。故可知其症当属厥阴之证,相比原方去附子、细辛而易川楝子,可知其人有热;去人参加白芍,可知其气不虚,而阴有亏也。此正所谓古人所云,从无字句处读书。

少腹瘕聚攻逆案

又　少腹瘕聚攻逆,身热,或噫,或浊气下泄,则诸羔悉舒,恼怒病发。厥阴肝木郁遏不疏,显露一斑。

川楝子一钱　小茴五分　生牡蛎三钱　桂枝木五分　生白芍一钱
青皮一钱　(《临证指南医案》卷九《癥瘕》)

【点评】肝气聚于少腹,而成瘕聚。治病求本,叶氏从疏解肝气入手,方中川楝子、小茴香、青皮,为疏肝理气之要药,使肝气得疏;桂枝、生白芍、生牡蛎三药,乃法仲景桂枝加龙骨牡蛎汤之意。现代

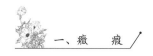

经方大家胡希恕认为,此方为"虚人之强壮剂"。故以方测证,可知患者肝郁日久已有虚候。虽有虚候,却不以八珍、理中之法,唯恐补而气滞。用桂枝加龙骨牡蛎之方,妙在桂枝一药,黄元御在《四圣心源》中力证桂枝有疏肝补肝之功,故补而不滞,遗方用药丝丝入扣,妙哉!

痛久在络凝聚成形案

周　痛久在络,凝聚成形,仍属经病,议用河间法。痰气凝结。

川楝子　瓜蒌皮　香附汁　延胡　生牡蛎　(《临证指南医案》卷九《癥瘕》)

【点评】叶氏创"久病入络""久痛入络"之说,对久病入络之证,常用辛香走窜之品,入络祛邪。此案言简意赅,言用河间法,观其用药,乃刘河间金铃子散化裁。以方测证,可知是患必有肝胆相火炽盛之候。方中川楝子配伍延胡索,泻肝胆之实火,佐以香附理气止痛,生牡蛎软坚散结,瓜蒌皮润燥养阴,诸药合参,切中病机。

腹中血块致形销骨立案

杜壬治马氏妇,年三十二,腹中血块作疼,经五六年,形已骨立,众皆曰不可为,奈其未死何。家甚贫,而大小悯之。一日召杜至,告杜曰:但以济物为怀则可,业已请召明医,非所言也。遂以少物帛赠杜。杜不受,曰:但服某药必获安。无以是为疑,遂示方。用没药、牛膝、干漆、当归各半两,硇砂、木香、水蛭炒、红娘子炒、红花、丹皮、朱砂各一分,海马一个,斑蝥去翅足炒十四个,为末,酒醋各半升熬为膏。每日天明用一皂子大,酒醋化下,一月病退,六十日渐安。此药较桃仁汤更峻,宜斟酌用之。(《续名医类案·癥瘕》)

【点评】《备急千金要方·大医精诚》云:"凡大医治病,必当安神定志,无欲无求,先发大慈恻隐之心,誓愿普救含灵之苦。若有疾厄来求救者,不得问其贵贱贫富,长幼妍蚩,怨亲善友,华夷愚智,普同一等,皆如至亲之想,亦不得瞻前顾后,自虑吉凶,护惜身命。"医者,仁术也。马氏妇之病日久深重,形销骨立。俗医或护惜自身医名,深恐施治无效,有损声誉;或医术了了,不知从何入手。故"众皆曰不可为"。杜氏仁心仁术,以"霹雳手段,菩萨心肠"挺身而出。以峻烈之剂投之,六十日乃收全功。善哉!

又,"大实有羸状",本例"形已骨立",貌似极虚之证,然"腹中血块作疼,经五六年",久病入络,血凝成癥之证,当属真象,故用攻实之法获效。《黄帝内经》"无盛盛,无虚虚",此之谓也。

血瘕致经水久不止案

孙文垣治汪氏妇,经水久不止,内有紫黑色血块,胃胸腹皆痛,玉户①且肿,手足皆冷,不知饥饿,腹下有一块,坚如石,脉左数、右沉涩,此血瘕症也。用糖球子②五钱,元胡索、五灵脂、香附、麦芽、青皮各一钱,水煎服,痛减半,手足渐温。加当归、丹皮、蒲黄、益母、川芎,四帖痛止,玉户亦消。又四帖而经水调。方甚平稳。

武叔卿曰:夫疝癖③癥瘕,血气块硬,发歇刺痛,甚则欲死,究而言之,皆血之所为。(《续名医类案·癥瘕》)

【点评】此案气滞血瘀之证甚明矣,故以山楂、延胡索、五灵脂、当归、牡丹皮、蒲黄、益母草、川芎活血化瘀,香附、麦芽、青皮行气止痛。药证相符,故收效甚捷。

腹中块痛证类痨瘵案

薛立斋治一妇人,经不调,两拗肿胀,小便涩滞,腹中一块作痛,或上攻胁腹,或下攻小腹,发热,晡热④恶寒,肌肤消瘦,饮食无味,

---

① 玉户:女子阴户。

② 糖球子:即山楂。

③ 疝癖:中医泛指腹部和胁肋部的肿块。通常与气血凝滞、脾胃虚寒有关。

④ 晡热:又称日晡潮热,是指发病按时而至,一日1次,按时而发,按时而止,如潮水按时来潮一样,故称潮热。

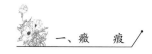

殊类瘵症①，久而不愈。此肝脾血气亏损，用八珍汤、逍遥散、归脾汤，随症互服而愈。（《续名医类案·癥瘕》）

【点评】立斋治病，多以八珍、归脾、八味，后世称"温补派"。本案系虚实疑似之证，薛氏辨证为"肝脾血气亏损"，八珍汤、逍遥散、归脾汤随证互服而愈。此等证，洵非学验俱丰的老成谙练之手，不能为功。

脐左癥瘕宛如虚损案

张　二十八岁　脐左癥瘕，面黄，肢倦，食少，不能作文，看书亦不能久，宛如虚损，与：

化癥回生丹

缓通阴络法，每日空心服一丸，亦有早晚服一丸。时服之二年有余，计服化癥回生丹六百丸之多，癥始化净，气体复原，看书作文，始举进士。（《吴鞠通医案》）

【点评】化癥回生丹为吴鞠通化裁《金匮要略》鳖甲煎丸和《万病回春》回生丹的一张名方。方中共 36 味药，其中大黄逐瘀攻下，并能凉血清热，为君药；杏仁、桃仁、水蛭、虻虫、益母膏、阿魏、当归尾、干漆、川芎、两头尖、三棱、乳香、没药、鳖甲胶、红花、蒲黄炭、姜黄活血祛瘀、软坚散结，苏木、丁香、五灵脂、降香、肉桂、川椒炭、香附、吴茱萸、延胡索、小茴香炭、高良姜、艾叶炭、苏子霜温中散寒、行气止痛，为臣药；熟地黄、人参、当归、白芍益气养血，为佐使药。本方看似驳杂，但寒温兼用，攻补并施，对于体虚之人患有癥瘕之候，有消癥不伤正、补正不恋邪之功。此案张某，虽是壮年，但脾土衰败之象明显，乃虚实夹杂之难治之候，妄用攻伐之品，往往易生他变。用化癥回生丹徐徐图之，乃王道正法，故经两年余，水滴石穿，厥疾乃瘳。

左腹结瘕险症案

蔡，右。刻诊脉象细涩带弦，舌苔微白，恶心，呕吐浊水，昼

---

① 瘵（zhài）症：多指痨病。

夜无休，左腹结瘕，攻撑作痛，病经三旬外，饮食不思。此厥阴之脉为沉寒浊阴固结也。据症合脉，殊为险恶，姑拟一方，以冀轻减为幸。

旋覆花　代赭石　淡干姜　吴萸　川连　白芍　枳实汁　瓦楞子　木蝴蝶　延胡　川椒焙　半夏　茯苓　炙草　陈皮　煨姜

（《贯唯集》）

【点评】脉见细涩，呕吐浊水，昼夜无休，饮食不思，此胃气大败之象。方用旋覆代赭汤合二陈汤、左金丸加减，病重药轻，恐力有不逮。"存得一分胃气，便有一分生机。"拙见当酌加大剂参附以防亡阴亡阳之弊，或能徐图挽救。

痰气湿浊中脘痞瘕案

刘左。脉来细涩无神，舌白满布，中脘痞瘕，发时作痛，痛甚则呕。此脾脏有亏，痰气湿浊交黏盘踞，病经二载，根株殊深。据云食入稍减，略停欲化，其痛复作，得后与气则快然如衰。法当扶土逐邪，缓缓磨涤，冀其渐得微效，方是吉征。

川朴　大腹皮子　瓜蒌皮　延胡　半夏　荜拨　青陈皮　茅术炭　苡仁　肉果仁　木香　鸡内金　陈香橼　茯苓　丝瓜络

又：前进温通苦降之属，病势稍缓，舌苔渐化，脉亦较前稍和，惟纳食不甚运健。此肝脾气弱使然也。法当寓消于补，以冀奏绩。

党参　白术　茯苓　半夏　姜皮　延胡　旋覆花猩绛五分同包薤白头　高良姜　金果榄　九香虫　千张纸　临服冲白酒一小杯。

（《贯唯集》）

【点评】本例系痰气湿浊盘踞中脘而成痞瘕，且病根已深，治非易事。处方以川朴、大腹皮子、瓜蒌皮、青陈皮、木香、肉果仁、陈香橼理气宽中，半夏、荜茇、茅术炭温燥中焦，茯苓、丝瓜络利湿化痰，延胡索止痛，鸡内金健脾助运。故二载顽疾徐徐开解，渐入佳境。二诊时病渐缓而舌苔化，脉亦平，唯纳食不甚运健。可知痰湿之邪已去大半，脾胃之气未复，故以六君子汤加减祛痰补气，重建中焦之法愈之。

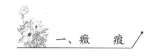

妙用鸡内金消癥瘕案

近又拟一消癥瘕兼通经闭方。用炒白术、天冬、生鸡内金等分，为细末。以治癥瘕坚结及月事不通，每服三钱，开水送下，日再服。若用山楂片三钱煎汤，冲化红蔗糖三钱，以之送药，更佳。因用之屡有效验，爰名为化瘀通经散。

鸡内金原饶有化瘀之力，能化瘀当即善消癥瘕。然向未尝单用之以奏效也。因所拟理冲汤中原有生鸡内金三钱，方后注云：若虚弱者，宜去三棱、莪术，将鸡内金改用四钱。鸡内金之消癥瘕，诚不让三棱、莪术矣。夫能消癥瘕，即能通月信，此原一定之理，然未经临证实验，不敢但凭理想确定也。后来津治杨氏女，因患瘰疬过服寒凉开散之药，伤其脾胃，以致食后胀满，不能消化，重用温补脾胃之剂，加生鸡内金二钱，以运化药力。后服数剂来更方，言病甚见愈，惟初服此药之夜，经即通下，隔前经期未旬日耳。因其病已见愈，闻此言未尝注意，更方中仍有生鸡内金二钱。又服数剂，来求更方，言病已全愈，惟一月之内，行经三次，后二次在服药之后，所来甚少，仍乞再为调治。愚恍悟此诚因用鸡内金之故。由此可确知鸡内金通经之力。因忆在奉时，曾治宋氏女，胃有瘀积作疼，方中重用生鸡内金，服数剂后，二便下血而愈。此固见鸡内金消瘀之力，实并见鸡内金通经之力也。总前后数案参观，鸡内金消瘀通经之力，洵[①]兼擅其长矣。此方中伍以白术者，恐脾胃虚弱，不任鸡内金之开通也。更辅以天冬者，恐阴虚有热，不受白术之温燥也。然鸡内金必须生用，方有效验，若炒熟用之则无效矣。（《医学衷中参西录·医论·论女子癥瘕治法》）

【点评】张锡纯生于乱世，时值国医渐衰，西学东渐之时。当时中医对于"三千年未有之大变局"，很多人束手无策。张锡纯的代表作《医学衷中参西录》代表了那一时代的中医人对于乱局的一种探索。张锡纯博览群书，但又具有实验精神，突出表现在两方面，一是对药物的研究，他往往亲身试药，二是临床的细致观察，以及详细可

---

① 洵（xún）：诚实，实在。

靠的病历记录。他认为,学医的"第一层功夫在识药性……仆学医时,凡药皆自尝试""自我尝试仍不得真知,则求助于他人之体会"。为了研究小茴香是否有毒,他不耻下问厨师。其他药物,毒如巴豆、硫黄,峻如甘遂、细辛、麻黄等,均验之于己,而后施之于人。因此,张锡纯的用药往往味少而量极大,为常人所不及。特别是他反复尝试总结出萸肉救脱,参芪利尿,白矾化痰热,赭石通肠结,三七消疮肿,水蛭散癥瘕,硫黄治虚寒下利,蜈蚣、蝎子定风消毒等,充分发扬了古人学说,扩大了中药效用。他对生石膏、山萸肉、生山药的研究,可谓前无古人。此案张锡纯使用生鸡内金消癥瘕,也是一例明证。

产后癥瘕缓消案

邑城西韩氏妇,年三十六岁,得产后癥瘕证。

病因 生产时恶露所下甚少,未尝介意,迟至半年遂成癥瘕。

证候 初因恶露下少,弥月①之后渐觉少腹胀满。因系农家,时当麦秋忙甚,未暇延医服药。又迟月余则胀而且疼,始服便方数次皆无效。后则疼处按之觉硬,始延医服药,诊治月余,其疼似减轻而硬处转见增大,月信自产后未见。诊其脉左部沉弦,右部沉涩,一息近五至。

诊断 按生理正规,产后两月,月信当见;有孩吃乳,至四月亦当见矣。今则已半载月信未见,因其产后未下之恶露,结癥瘕于冲任之间,后生之血遂不能下为月信,而尽附益于其上,俾其日有增长,是以积久而其硬处益大也。是当以消癥瘕之药消之,又当与补益之药并用,使之消癥瘕而不至有伤气化。

处方 生箭芪五钱 天花粉五钱 生怀山药五钱 三棱三钱 莪术三钱 当归三钱 白术二钱 知母二钱 生鸡内金二钱,黄色的,捣 桃仁二钱,去皮

共煎汤一大盅,温服。

复诊 将药连服六剂,腹已不疼,其硬处未消,按之觉软,且从前食量减少,至斯已复其旧。其脉亦较前舒畅,遂即原方为之加减,

---

① 弥月:满月。

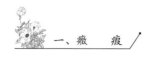

俾再服之。

处方 生箭芪五钱 天花粉五钱 生怀山药四钱 三棱三钱 莪术三钱 怀牛膝三钱 野党参三钱 知母三钱 生鸡内金二钱,黄色的,捣 生水蛭二钱,捣碎

共煎汤一大盅,温服。

效果 将药连服十五六剂随时略有加减,忽下紫黑血块若干,病遂全愈。

说明 妇女癥瘕治愈者甚少,非其病之果难治也。《金匮》下瘀血汤,原可为治妇女癥瘕之主方。(《医学衷中参西录·医案·妇女科·产后癥瘕》)

【点评】锡纯此案,论述详尽,理法方药兼备,对证投剂,故一诊效,二诊已,收效甚捷。方内药味平和方正,无炫技冷僻之药,而用药又有其个人风格和特色,特别是对于鸡内金治疗癥瘕的运用,匠心独创,启迪后人。

脘腹联痛有瘕案

头蓬何 脘腹联痛有瘕,脉弦细,舌白,便溺涩。癥属重险,宜治防厥,候政之。(六月二十三日)

瓜蒌皮五钱 川楝子三钱 郁李仁三钱 降香八分 薤白钱半 草蔻一钱 广郁金三钱 玫瑰花五朵 生香附三钱 通草钱半 炒延胡三钱

清煎,二帖。

又 脘痛未除,大便已通,脉弦细,舌腻,还宜防厥。呕逆,宜和肝胃为主,候正。(六月二十五日)

仙半夏二钱 川楝子三钱 九香虫三钱 通草钱半 左金丸八分 制延胡二钱 五谷虫三钱,酒炒 玫瑰花五朵 厚朴一钱 草豆蔻一钱 降香八分

清煎,二帖。

介按:肝阳侮胃,气聚成瘕,而脘腹联痛,此因情怀忧郁,肝气无从宣泄。前后两方,系是泄厥阴以舒其用,和阳明以利其腑。药取苦味之降、辛气宣通之义。(《邵兰荪医案·脘痛》)

【点评】邵氏常提到"厥阴阳明同治",盖厥阴当为足厥阴肝,阳明应是足阳明胃。肝胃关系密切,肝之疏泄不及常影响到胃之通降,且症情较重。并立厥阴阳明同治之法以兼顾标本,使肝胃相和,则脘痛可愈。本案据脉弦细、便溺涩,可知肝气不舒,肝气攻窜而作痛。邵氏初用疏泄通阳为法,一诊后脘痛未除,大便已通,继则出现呕逆,系肝逆犯胃、胃失和降所致,终以疏肝和胃为治,次序不乱,章法可循,值得师法。

腹右结瘕作痛攻逆案

左 腹右结瘕,作痛攻逆,神疲,脉软弦,右部尤软,两足肿。拟和肝脾,利湿热,以防腹大成膨。

旋覆花三钱五分,包 炙鸡金三钱,去垢 五加皮三钱 漂白术三钱五分 枳壳一钱,同炒 代赭石四钱,煅,先煎 大腹皮三钱,洗 猪苓三钱五分 广木香一钱 煅瓦楞粉一两,包 沉香曲三钱,包 泽泻三钱 炒谷芽五钱,包 (《曹沧洲医案·肝脾门》)

【点评】本案据腹右结瘕、作痛攻逆、脉弦,可知肝失疏泄,肝气攻窜使然。肝病易传脾,脾虚不能运化水湿,水湿聚而两足肿,故以降逆下气、利水渗湿之品治疗。本案需利水急治,不能缓图,以防腹大成鼓。

脾虚肝郁结瘕少腹案

脾胃中虚,血多气少,土不培木,肝邪郁滞,结瘕少腹,发则上升,胀而兼痛,犯胃则呕,味多带酸,脉濡涩不弦。当用温疏。又发时腰脊酸楚,此产后失调,兼涉奇脉。当于平时调补。

於术一钱半 归尾一钱半 干姜五分 吴萸三分 柴胡七分 延胡索二钱 玫瑰花二朵 香附三钱 茯苓三钱 陈皮一钱 半夏一钱半 郁金一钱 小川芎一钱 佛手五分 (《孤鹤医案·女科》)

【点评】本案病机为脾虚肝郁,肝气犯胃,治当健脾温中,疏肝理气。方中於术、茯苓健脾,干姜温中,半夏降逆止呕,延胡索理气止痛,吴萸、柴胡、玫瑰花、香附、佛手等疏肝解郁。全方可使肝郁得疏,胃气得降,用药切中病机,当有效验。

二、积 聚

失笑散治腹内有块作痛案

黄恭人，腹内一块，不时作痛，痛则人事不知，良久方苏，诸药不应。诊其脉沉细，则非疮毒。刘河间云：失笑散治疝气，及妇人血气痛欲死，并效。与一服，痛去六七，再而平。此药治产后心痛、腹绞痛及儿枕痛，尤妙。（《外科心法·腹痛》）

【点评】失笑散功效活血祛瘀，散结止痛，以心腹刺痛，或妇人月经不调，少腹急痛等为辨治要点。本案脉象认得真切，辨证精准，处方以一则失笑散，守方不移，堪称一绝。由是观之，薛己基本功扎实，对方剂十分熟谙，值得今人借鉴。

上脘有块如拳案

一人年六十，素好酒，因暑忽足冷过膝，上脘有块如拳，引胁痛，不可眠，食减不渴。已服生料五积散三帖，脉沉涩数小而右甚，便赤。用大承气汤，大黄减半而熟炒，加黄连、芍药、川芎、干葛、甘草，作汤，以栝蒌仁、半夏、黄连、贝母为丸，吞之，至二十帖，足冷退，块减半，遂止药，半月而愈。（《名医类案·积块》）

【点评】大承气汤中大黄为生用，此案炒熟用，用其"下瘀血，破癥瘕积聚"之功，积实则取其"疏通决泄，破结实之义"。与栝蒌仁、半夏、贝母等祛痰药配伍，痰瘀并治，以消肿块。全方用药有的放矢，箭无虚发。

茶癖案

一人茶癖，用石膏、黄芩、升麻为末，砂糖水调服，愈。（《名医类案》）

【点评】茶癖乃嗜茶太过，积久所致的癖病。癖，古同"痞"，痞块。见《丹溪心法·积聚痞块》。证见饮食减少，面黄，乏力，腹痛等。《杂病源流犀烛·六淫门》治用磨积丸、星术丸等方；或用石膏、黄芩、升麻为末，砂糖水调服。本案沿用传承古方，可谓恰到好处。

癖积牙疳臭恶案

刘仲安治真定总兵董公之孙，年二十余，病癖积，左胁下硬如覆手，肚大青筋，发热肌热，咳嗽自汗，日晡尤甚，牙疳臭恶，宣露出血，四肢困倦，饮食减少，病甚危。刘先以沉香二钱，海金砂、轻粉各一钱，牵牛末一两，为末，研独头蒜如泥，丸如桐子大，名曰沉香海金砂丸，每服五十丸，煎灯草汤送下，下秽物两三行。次日以陈皮、萝卜子炒各半两，木香、胡椒、草豆蔻去皮、青皮各三钱，蝎梢去毒二钱半，为末，糊丸梧子大，每服米饮下三十丸，名曰塌气丸。服之十日，复以沉香海金砂丸再利之，又令服塌气丸，如此互换，服至月余，其癖减半，百日良愈。（《名医类案·积块》）

【点评】弱冠之年，本应该是人体功能最旺盛之时，可却出现"肚大青筋……牙疳臭恶，宣露出血"之恶候，称为病入膏肓亦不为过，寻常之品必无效用，又兼病者乃总兵之孙，稍有差池，后果不堪设想，寻常医生避之唯恐不及。刘仲安，大勇气，大智慧，大手段，慧眼独具，"以毒攻毒"，对于如此之恶症，以沉香海金砂丸及塌气丸治之。两方之中轻粉、蝎梢皆大毒之品，虎狼之药。如此猛药服至月余，待其癖减半而停。乃遵《黄帝内经》之旨："大毒治病，十去其六；常毒治病，十去其七；小毒治病，十去其八；无毒治病，十去其九；谷肉果

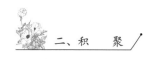

菜,食养尽之。无使过之,伤其正也。不尽,行复如法。"故如此险症百日良愈,有方有法,有理有据,霹雳手段,菩萨心肠,良医也!

妇人冷积不孕案

张戴人过谯,遇一卒,说出妻事。戴人问其故,答曰:吾妇为室女时,心下有冷积如覆杯,按之如水声,以热手熨之如冰,娶来已十五年矣,恐断我嗣,是故弃之。戴人曰:公勿黜[①]也,如用吾药,病可除,孕可得。卒从之。戴人诊其脉,沉而迟,尺脉洪大而有力,非无子之候也,可不逾年而孕。其良人笑曰:试之。先以三圣散吐涎一斗,心下平软,次服白术调中汤、五苓散,后以四物汤和之,不再月气血合度,数月而娠二子。戴人尝曰:用吾此法,无不妇。此言不诬。三圣散用防风、瓜蒂各三两,藜芦一两,为粗末,以虀汁煎服。制煎法,详见《儒门事亲》。白术调中汤用白术、茯苓、泽泻、橘红各半两,甘草一两,干姜、官桂、砂仁、藿香各二钱半,为末,白汤化蜜调服二钱,无时。五苓散见伤寒渴门。(《证治准绳·女科》卷之三《杂证门下·积聚癥瘕》)

【点评】戴人以汗吐下三法疗病,名列金元四大家之一,时人常谓其偏颇。实乃当时之世,滥用温补成风,正所谓"人参杀人无罪,大黄救人无功",非矫枉过正,标新立异不能引世人之思。然观此案,妇人心下寒积日久,而无嗣。戴人诊其脉,沉而迟,尺脉洪大而有力。可见妇人肾气尚足,遂以三圣散,将军斩关,吐涎一斗,使邪去,再以白术调中汤、五苓散、四物汤补气调血,正气得复,故数月而娠二子。戴人此案以吐法破局,补法收功,理法方药皆有法度,并非只有攻伐一途,正是仲景所谓"观其脉证,知犯何逆,随证治之"的良医之道。

肥气寒热十五年案

阳夏张主簿之妻,病肥气,初如酒杯大,发寒热十五余年,后因性急悲感,病益甚,惟心下三指许无病,满腹如石片,不能坐卧,针

①　黜(chù):罢免。

灸匝矣，徒劳人耳。乃邀戴人诊之，曰：此肥气也。得之季夏戊己日，在左胁下如覆杯，久不愈，令人发痎疟。以瓜蒂散吐之鱼腥黄涎约一二缶，至夜继用舟车丸、通经散投之，五更黄涎脓水相半五六行，凡有积处皆觉痛，后用白术散、当归散和血流经之药，如斯涌泄凡三四次方愈。瓜蒂散、舟车丸，方见杂病伤食、痰饮二门。通经散用橘红、当归、甘遂，以面包不令透水，煮百余沸，用冷水浸过，去面晒干，三味各等分为细末，每服三钱，临卧温淡酒调下。白术散：白术、黄芩、当归各等分为末，每服二三钱，水煎，食前服。当归散：当归、杜蒺藜等分为末，米饮调服，食前。此吐下兼施，且甘遂等逐水太峻，用者审之。（《证治准绳·女科》卷之三《杂证门下·积聚癥瘕》）

【点评】肥气属五积病中的肝积，指胁下痞块如覆杯的疾患。戴人此案和前案可做相参，先以瓜蒂散吐之，继用舟车丸、通经散下之。邪去之后乃以白术散、当归散和血流经之药，调理气血，攻补兼施，层层迭进，使十五年之疾猝然而愈，可见子和治病并不排斥补法。其突出汗吐下三法，实为当时之世温补太过，以偏纠偏之无奈之举。观如今中医界，喜开温补的"太平方"，和当年何其相似！戴人警醒之苦心，仍有现实指导意义。

妇人腹块坚硬如石案

一戴雷门夫人，年近三旬，患腹左有一大块，坚硬如石。有时作痛，肚腹膨闷。经水不调，或前或后，或多或少，或闭而不通，白带频下，夜间发热，脉急数。予以千金化铁丸。

当归酒炒，一两半　白芍酒炒，一两半　川芎七钱　怀生地酒洗，一两半　白术去芦，炒，一两半　白茯苓去皮，一两　陈皮去白，一两　青皮七钱半　半夏姜汁炒，一两　枳实麸炒，七钱五分　木香炒，七钱五分　香附炒，一两　槟榔五钱　萝卜子炒，五钱　三棱炒，五钱　红花五钱　干漆炒令烟尽，五钱　桃仁去皮尖，五钱　莪术醋炒，一两五钱　硇砂为末，瓷器内煅过，五钱　琥珀五钱

上为细末，醋打面糊为丸，如梧桐子大，每服三钱，白汤送下。

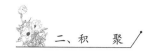

早晚各进一服。服尽药，其块潜消，经水即调，而后孕生一女也。（《寿世保元》卷三《积聚》）

【点评】本案属癥瘕积聚之病，患者年轻，正气尚强，故以破血祛瘀、理气攻坚为治。千金化铁丸由桃红四物汤加味而成，桃红四物汤具有活血化瘀、调经止痛之功，为调经要方。加青皮、枳实、木香、香附、萝卜子疏肝理气，三棱、干漆、莪术、琥珀增强破瘀之力，半夏、硇砂、槟榔消积散结。患者兼有白带频下，乃肝郁脾虚所致，予白术、茯苓、陈皮健脾燥湿。方依法立，药随方遣，诚属妥帖。

痞块危证治验案

袁聚东年二十岁，生痞块，卧床数月，无医不投。日进化坚削痞之药，渐至枯瘁肉脱，面鬖发卷，殆无生理。买舟载往郡中就医，因虑不能生还而止。然尚医巫日费。余至则家计已罄①，姑请一诊，以决生死远近耳，无他望也。余诊时，先视其块，自少腹至脐旁，分为三歧，皆坚硬如石，以手捬②之，痛不可忍。其脉止两尺洪盛，余俱微细。谓曰：是病由见块医块，不究其源而误治也。初起时块必不坚，以峻猛药攻之，至真气内乱，转护邪气为害，如人厮打，扭结一团，旁无解散，故迸紧不放，其实全是空气聚成，非如女子冲任血海之地，其月经凝而不行，即成血块之比。观两尺脉洪盛，明明是少阴肾经之气传于膀胱，膀胱之气本可传于前后二便而出，误以破血之药，兼破其气，其气遂不能转运，而结为石块。以手摩触则愈痛，情状大露。若是血块得手，则何痛之有？此病本一剂可瘳，但数月误治，从上至下，无病之地亦先受伤。姑用补中药一剂，以通中下之气，然后用大剂药，内收肾气，外散膀胱之气，以解其相厮相结。约计三剂，可痊愈也。于是先以理中汤，少加附子五分，服一剂，块已减十之三。再用桂、附药一大剂，腹中气响甚喧，顷之三块一时顿没。戚友共骇为神。再服一剂，果然全愈。调摄月余，肌肉复生，面

---

① 罄（qìng）：本义为器中空，引申为尽，用尽。

② 捬：古同"抚"。

转明润，堆云之发，才剩数茎而已。每遇天气阴寒，必用重裯①厚被盖覆，不敢起身。余谓病根尚在，盖以肾气之收藏未固，膀胱之气化未旺，兼之年少新婚，倘犯房室，其块复作，仍为后日之累。更用补肾药，加入桂、附，而多用河车为丸，取其以胞补胞，而助膀胱之化源也。服之竟不畏寒，腰围亦大，而体加充盛。年余又得子。感前恩而思建祠肖像以报，以连值岁凶，姑尸祝于家庭焉，亦厚之道矣。

胡卣臣先生曰：辨证十分明彻，故未用药，先早知其功效矣！又早善其后，得心应手之妙，一一传之纸上，大有可观。（《寓意草》卷四）

【点评】嘉言《寓意草》乃其生平诊治医案的一本记录。每案理法方药翔实，语言生动，夹叙夹议，而且其中很多医案是前医失治误治后，嘉言接手诊治，所以往往病情复杂难治。本案就是一个典型。袁某生痞块，卧床数月。《黄帝内经》曰："大积大聚，其可犯也，衰其太半而止。"庸医不知，一味进化坚削痞之药，使气血大败，一误再误，遂致不起，良可叹矣。西昌老人见时已枯瘁肉脱，面鬈发卷，肾水真脏色见，病状甚恶。究其本为庸医误治使脾肾大亏，先天后天皆受戕害。故先以附子理中汤重建中州脾土，使后天之本得固。再进大剂补肾之药，收敛肾气，使先天之本得充。遂肌肉复生，面转明润。这样翔实的医案记录，很值得传承和发扬。

积聚误治案

丁妻五十余岁，素有胃疾，忽然厥倒，上腹饱胀，二便不通，脉沉迟有力，予用消伐药，多加槟榔，则气下坠，阴孔挺出，小便愈闭，槟榔换桔梗，则下焦少宽，而大腹饱胀如鼓，以槟榔丸合滚痰丸四钱，再以汤药催之，下积滞五六遍，则脉有时数大矣，为其痞结少开，伏火少出也。然久积之症，非一朝所能去，正气亦非一朝所能复，若再用克伐，则正气愈亏，滞愈难去，将必变为中满而后已。当用半补半消，或屡补屡下，殿②以纯补之剂，日久自然全愈。丁姓逞才妄议，

---

① 裯（yīn）：夹衣。
② 殿：在最后。

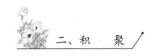

见予继用补泻兼施,谓理相矛盾,予置不辨辞去。后更他医,用药阿①其所好,至今一载未起。(《医权初编·丁妻积聚一案》)

【点评】案云:"久积之症,非一朝所能去,正气亦非一朝所能复,若再用克伐,则正气愈亏,滞愈难去,将必变为中满而后已。"确为经验之谈。前贤有云"养正积自除",很值得玩味。对于久积顽疾,医者当细心诊治,持之以恒,病者勿朝秦暮楚,随便更医。医患协作,是治病愈疾的重要一环,本例足资借鉴。

脐下积块案

脐下积块,扪之则热,病者自言前后二阴俱觉热痛,其为热结可知。况自来之病,皆出于肝耶。鄙见非泄厥阴,不能获效。

龙荟丸五十粒,酒下。(《静香楼医案》)

【点评】《灵枢·经脉》曰:"肝足厥阴之脉……循股阴入毛中,过阴器,抵小腹,挟胃属肝络胆。"此案从患者病位入手,积块在脐下,二阴觉热痛,乃厥阴肝经郁热所致。故以龙荟丸治之,方药得当,或用龙胆泻肝汤也可。

癖积痛升有形案

王十三　癖积是重着有质,今痛升有形,痛解无迹,发于暮夜,冲逆,欲呕不吐。明是厥气攻胃,由恼怒强食,气滞紊乱而成病,发时用河间金铃子散,兼以宣通阳明凝遏可愈。

金铃子　延胡　半夏　瓜蒌皮　山栀　橘红　(《临证指南医案》卷三《木乘土》)

【点评】金铃子散为河间名方。《绛雪园古方选注》云:"金铃子散,一泄气分之热,一行血分之滞。"《雷公炮炙论》云:"心痛欲死,速觅延胡。"《续名医类案》云:"洁古复以金铃治热厥心痛。经言诸痛皆属于心,而热厥属于肝逆,金铃子非但泄肝,功专导去小肠膀胱

---
① 阿:迎合。

之热,引心包相火下行;延胡和一身上下诸痛。"本案积块疼痛明显,气滞上逆,"不通则痛",且冲逆呕吐乃是人体对于疾病的正常反应,本应顺势使邪气从吐而出,可是患者反其道而行,恼怒强食,反填食积而增阳明之热,使气机更乱。故议用金铃子散,并以宣通阳明郁热。兵分三路,并行取效。

过劳伤气聚如瘕案

谢　冲气至脘则痛,散漫高突,气聚如瘕,由乎过劳伤阳。

薤白　桂枝　茯苓　甘草

临服冲入白酒一小杯。(《临证指南医案》卷四《胸痹》)

【点评】《伤寒论》云:"发汗后,其人脐下悸者,欲作奔豚,茯苓桂枝甘草大枣汤主之。"此案气冲之状类似奔豚,病机为过劳伤阳,且兼有气聚之证。《本草求真》云:"薤,味辛则散,散则能使在上寒滞立消;味苦则降,降则能使在下寒滞立下;气温则散,散则能使在中寒滞立除;体滑则通,通则能使久痼寒滞立解。"恐大枣有壅滞之弊,故以茯苓桂枝甘草大枣汤去大枣加薤白,并以酒为引。香岩此法,深得仲景之妙。

左胁癖积案

左胁癖积,大便艰涩,胃络痹耳。

半夏　生姜渣　枳实　杏仁　瓜蒌实　大麦芽　(《未刻本叶氏医案》)

【点评】全方以半夏、枳实通降胃气,杏仁宣肺降气,麦芽开胃化癖,瓜蒌实润燥通便,生姜去汁取渣以辛香通络。用药堪称周密,可资师法。

奔豚案

壬戌年秋月,余在休邑,一男子忘其姓氏来就诊于余。云一奇证，将一年矣，通敝县医人，皆不知为何病，特请教高明。余为诊之，两关尺脉俱沉弦，予谓此不过下焦阴寒病耳，有何奇处？答曰：自某月起，每夜约交二更时，即有一股气从小肚下起，冲至脐下边，后渐至胸前，久之渐抵住喉之下，腹内如有物跳动。此气一起，即不能睡，夜必坐至五更方平息下去，扪之又无形，日间又如常，夜间则苦甚不能眠。敝县诸先生俱医过，皆不知为何病，只有著名某先生云是肝火，用柴胡、黄芩、山栀，服下更不安。余笑曰：倒是不知病名，还不妄用药，知是肝火，则恣用清凉，其害反甚矣！旁有他客咸急问病名。余戏语曰：病极小，要好亦极易，只是病名却不轻易说。众客愈坚问。余笑曰：此奔豚症耳。每至二更而起者，二更乃亥时，亥属猪，豚即猪也，故至其时则阴起感动。五更阳气回，则阴气潜伏而下。豚本至阴性柔，有时而奔，其性更烈，此气伏于肾脏至阴之中，毫无形影，突然上冲，不可驾驭，如豚之疾奔，故以为名。盖阴气上逆也，当以纯阳之药御之。为定方，用肉桂一钱为君，余则胡芦巴、茯苓、泽泻、熟地、丹皮、山萸、附子。是夜服一剂，其气只冲至脐边即止。仍加重肉桂，服数剂而全愈。（《医验录》）

【点评】奔豚，《难经》创五积之一，为肾之积。《金匮要略》云："病奔豚，有吐脓，有惊怖，有火邪，此四部病，皆从惊发得之。"本案二更而作，五更则止，乃合夜至鸡鸣时刻，为天之阴，阴中之阴也，每每此时病发，属阴气上逆使然。张志聪《黄帝内经灵枢集注》言："肾为生气之原，正气虚寒，则为沉厥；虚气反逆，故为奔豚；阴寒在下，故足不收；肾开窍于二阴，气虚不化，故不得前后也。"肾阴上逆，元阳失守，故此案当从温补肾阳论治，方予金匮肾气丸，胡芦巴亦入肾经，行温肾祛寒之效。方药对证，效如桴鼓，一剂而近愈。后加重补阳助火、引火归原之君药肉桂用量，以燎原火势遏制上逆之肾阴，数剂而愈。

大悲致心下结块案

张子和治息城司侯，闻父死于贼，乃大悲，哭之罢，便觉心痛，日增不已，月余成块，状若杯覆而大，痛不住，药无功。议用燔针炷艾，病人患之，乃求于张。张至，适巫者坐其旁，乃学巫者，杂以狂言以谑①疾者。至是大笑不可忍，回面向壁，一二日，心下结块皆散。张曰：《内经》言忧则气结，喜则百脉舒。又曰：喜胜悲。《内经》亦有此法，治之不知，何用针灸哉？适足增其痛耳。妙人妙想，触机即应，故古今真能治疾者，子和一人而已。（《续名医类案》）

【点评】《黄帝内经》指出，心在志为喜，肝在志为怒，脾在志为思，肺在志为忧，肾在志为恐。五行相生相克，故"喜胜悲"。戴人"圆机活法"，以情胜情，故使不药而愈。和现代心理学上治疗某些身心疾病有异曲同工之妙。

少年体弱虚块案

陈三农治一少年，体薄弱，且咳血，左边一块，不时上攻作痛，左金、芦荟俱不应。诊其脉，三部虽平，而细涩不流利，因作阴虚治，四物汤加知、柏、元参、丹参、鳖甲，数剂顿愈。（《续名医类案》）

【点评】少年体薄弱，常年咳血，脉乃细涩，气血虚衰之明证。故左金、芦荟等攻伐之药无效。张洁古云："养正积自除。"可见对于虚人之积，扶正乃破局之所在，"故治积者，当先养正，则积自除，譬如满座皆君子，纵有一小人，自无容地而去，但令其真气实，胃气强，积自消矣"。以四物汤补血，又因瘦人多火，故加知、柏、元参，清其虚火，再佐活血之丹参、软坚之鳖甲，用药丝丝入扣，故能数剂而愈。

小儿食鸡肉太早成积案

万密斋治一小儿周岁，因食鸡肉太早，自此成积，日渐羸瘦，不思乳食。其父详告，取药治之，与养脾去积丸：白术、陈皮、苍术、厚朴、枳壳、半夏、青皮、神曲、麦芽、山楂、甘草。先服三日，后服丁

---

① 谑（xuè）：取笑作乐。

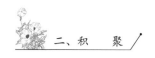

香脾积丸,鸡肉汤下,取下鸡肉一片,犹未化也。再进养脾丸而愈。
(《续名医类案》)

【点评】明代万密斋以为,小儿"脾常不足"。此不足不应作虚解,当解为脾胃功能尚未健全。一岁小儿过早进食鸡肉,脾气不足,难以克化,自此食积。小儿治病,多消补同进,遂先投健脾消积之养脾去积丸三日,后续用纯消滞之丁香脾积丸,复服鸡肉仍未化,虑脾气犹未足,故又投补脾调胃之养脾丸而愈。此案之意,对小儿的调养要注意顾护脾气,不可揠苗助长。

实痞误进补剂致危案

汤某治户部侍郎小娘子患痞,蕴积结聚,已经年矣。其候腹满壮热,大小便闭,不食。诸医皆作虚热潮湿,或作胃寒不食治。然既不食,大小便自然少,又欲作痨热治。百药俱试,而无一中,势已窘迫,招汤视之。问曰:合服何药?答曰:当服甘遂、大黄。张惊曰:前诸医者,皆用补剂,此女不进食久矣,不宜利动肠胃。答曰:信我者生,逆我者死。张曰:更有无甘遂而次于此药方者可否?乃令即服大承气汤,二服而愈。次日诊之,尚有余滞积实,其症必过数日而复闭,须服前药,始可除根。数日后,果再闭,腹满痞结,再服此药,一服而痊。(《续名医类案》)

【点评】《伤寒论》云:"阳明病,脉迟,虽汗出不恶寒者,其身必重,短气,腹满而喘,有潮热者,此外欲解,可攻里也。手足濈然汗出者,此大便已鞭也,大承气汤主之。"古人早有规矩法度。本案前医不识,以为女子,病已经年,虽有腹满壮热、大小便闭等明证,仍以虚论处,百药俱试,而无一中。岂不闻"有是证用是药",汤氏慧眼独具,三剂大承气汤,乃收全功。近贤有云"读经典,做临床",洵不诬也。

左胁积块案

朱丹溪治贾福六舅子,十六岁,左胁有块,能饮食。青皮醋炒、三棱、柴胡三分，桂枝、川芎、防风各二钱，白术二钱半，木通一钱半，海藻一钱，甘草五分。分七帖，煎取半盏，下保和丸十五丸，忌一切发物。(《续名医类案》)

【点评】此案最妙处为海藻、甘草这一十八反中经典"药对"同用。"十八反"一词最早出现在《蜀本草》，里面提到"相恶者六十种，相反者十八种"。陶弘景的《本草经集注》和孙思邈的《备急千金要方》中均提到了海藻反甘草，宋代的《太平圣惠方》也延续了这种说法。如今最广为流行的"十八反"歌诀，最早来自张子和的《儒门事亲》，如"藻戟遂芫俱战草"，因此后世多以两者相反而绝不一起使用。丹溪老人，一代大医，不可能不知道"十八反"之名，明知过错，必有深意。其实，古人甘草、海藻并用，并非孤例，后世陈实功《外科正宗》所载名方海藻玉壶汤，也是海藻、甘草并用而软坚散结。现代药理研究表明，两者同用时，在动物实验上，未见明显毒性。所以，在临床使用古人经验时，特别像"十八反"这样流传甚广的经验时，仍需有着求真务实的精神，不可盲从。

一味阿魏丸治瘕聚案

刘　瘕聚攻触中脘，心痛映背，呕吐涎沫。凡久病，病必在络，络空必成胀满，已经旦食苟安，暮食痛呕。其胃中清阳久失旋运之司，饮食尚助呕胀，焉能承受汤药？病退无期，颇为棘手。阅古方书，于久病有形通剂是议。先拟通阳，改投小丸。

一味阿魏丸，朱砂为衣，服五分。(《种福堂公选医案·瘕阳伤呕吐》)

【点评】阿魏又名薰渠(《唐本草》)，魏去疾(侯宁极《药谱》)，阿虞、形虞(《酉阳杂俎》)，哈昔泥(《本草纲目》)，原产西域，唐时进入中国。《唐本草》云其"体性极臭而能止臭，亦为奇物也""主杀诸小虫，去臭气，破癥积，下恶气"。"久病入络"是叶天士的重要学说，常使用辛温香燥之药，令药力可达络脉而行辛散、温通、香透之功。阿魏性味极辛，故以一味阿魏丸为药，徐徐图之。

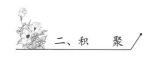

癥瘕阳微腹膨案

血结为癥，气聚为瘕，病在络为胀，形寒鼓栗，已是阳微，夏季腹膨溺少。议暖水脏。

大针砂丸，滚水送下。（《扫叶庄一瓢老人医案》）

【点评】此案为癥瘕已至阳微形寒、腹膨溺少，用大针砂丸救治。此丸即禹余粮丸，主治水肿腹胀，初见于《普济本事方》，以禹余粮、针砂、蛇黄（蛇含石）为主，另以木香、肉豆蔻、当归、白茯苓、羌活、川芎、白蒺藜、官桂、三棱、干姜、白术、茴香、青橘皮、附子、牛膝、蓬莪术以辅之，共为丸药，有"不动脏腑，只于小便内旋去水"之效。天士甚推崇此方，颇称道其丸之验，去附子、蓬莪术、青皮，加重茯苓，更名为针砂丸。

疝瘕肝病案

述小腹之右，入暮有形如梗，按之而痛。此为疝瘕肝病，乃浊阴凝聚，必犯胃气。大半夏汤有去痰扶胃之功，必加泄浊和肝，勿令致胀满。

人参　茯苓　炒小茴香　青木香　半夏　炒橘核　川楝子
（《扫叶庄一瓢老人医案·痞胀便秘》）

【点评】大半夏汤出自《金匮要略》，原文曰："胃反呕吐者，大半夏汤主之。"本案用方由大半夏汤加减化裁而成。方中半夏降逆止呕，人参补虚益胃，另加青木香、川楝子等疏肝理气之品，化滞消积以助腑降。本案先有疝瘕肝病，继犯胃气，宜肝胃同治，肝木宜疏宜泄，胃腑宜扶宜降，乃其治也。

小温中丸治郁滞有形案

时病食复，至今不知饥饱，大便不爽，右胁之傍，虚里天枢，隐隐有形。此阳明胃络经行之所，多嗳气，食不化，并不烦渴，已非攻下急骤实热之症。先用：

丹溪小温中丸。(《扫叶庄一瓢老人医案·痞胀便秘》)

【点评】小温中丸出自《丹溪心法》，组成为苍术、川芎、香附、神曲、针砂，上药为末，醋糊为丸。观其组方，系越鞠丸化裁而成，其发越郁结之功，不言而喻。本案食不化、不知饥饱属脾运失司，大便不爽、嗳气属胃失通降，不烦渴则津液未伤，故以运脾化湿、理气消食为治则。药仅五味，面面俱到。

腹中瘀血积块案

脉涩，大便黑，腹有积块，发则攻痛如刺，系瘀血之确证。死血宜下，用药莫嫌其峻，宜用桃仁承气汤主之。

大黄四钱　桂枝二钱，去皮　桃仁十五枚，去皮尖　芒硝七分　甘草八分

水同煎八分服。(《南雅堂医案·腹痛门》)

【点评】本案初辨即知在血分，为瘀血内停之证，处方以桃仁承气汤，药中病机，使得瘀血尽去，腹痛可望痊愈。

肝胃不和寒积欲脏结案

肝胃不和，兼有寒积，脘间胀满作痛，脉沉弦而紧，舌苔白腻，口渴不欲引饮，大便似利不利，恐为脏结之证。治法最为棘手，非温无以通其阳，非下无以破其结，拟用许氏温脾法主之。

附子一枚，炮　肉桂五分　干姜八分　川朴一钱　大黄二钱，酒蒸　枳实一钱

水同煎服。(《南雅堂医案》)

【点评】本案因中焦寒积，阻滞气机运行，则脘间胀满作痛。阻碍脾气，脾不散精，故渴。津液未伤，故不欲饮。脉沉主病在里，弦紧为寒，亦主积滞；舌苔白腻，提示有痰湿。本案原有肝胃不和，兼有寒积，恐成脏结重症，不能等闲视之，治疗"非温无以通其阳，非下无以

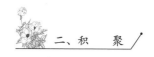

破其结",故方取四逆汤意,温中焦之阳,祛除寒气,合小承气汤通导积滞。如此则中焦寒散阳复,积滞可除。方证合拍,为活用经方之范例。

抑郁致左胁聚积案

病由抑郁而起,肝木不舒,胃土必受其侮,病久入络,左胁聚积有形,发必呕吐涎沫酸浊,寐不成寐,便闭忽泻,急攻防变胀满,宜缓图为妥,拟方列后。

吴茱萸一两五钱　制半夏二两　左牡蛎三两　桃仁八钱,去皮尖　川楝子一两　白茯苓二两　延胡索一两　川连八钱　白芥子一两　陈皮一两,去白

上药十二味研为末,用香附、生姜合捣汁,将前药和匀为丸,每服三钱。(《南雅堂医案》)

【点评】本案因抑郁伤肝,肝郁气滞,血行不畅,积聚内生。肝气犯胃,胃气不降,故呕吐涎沫。胃不和则卧不安,故见寐不成寐。治宜疏肝解郁,和胃降逆。方用金铃子散(川楝子、延胡索)疏肝理气,合左金丸(吴茱萸、黄连)辛开苦泄、清热散结,再加半夏、陈皮、茯苓和胃止呕,诸药和匀为丸,缓缓图之。用药精准,值得效法。

心积伏梁案

金　脐以上有块一条,直攻心下作痛,痛连两胁,此属伏梁,为心之积,乃气血寒痰凝聚而成。背脊热而眩悸,营气内亏也。法当和营化积。

当归　半夏　瓦楞子　香附　丹参　茯苓　陈皮　木香　延胡索　川楝子　砂仁

渊按:眩悸亦寒痰为患,未必即是营虚,否则背脊之热何来。

复诊　投化积和营,伏梁之攻痛稍缓,背脊之热亦减。仍从前制。

前方去茯苓、瓦楞子、木香,加茯神、玫瑰花。(《王旭高临证

医案》)

【点评】《难经·五十六难》云:"心之积,名曰伏梁,起齐上,大如臂,上至心下,久不愈,令人病烦心。"此案属心积伏梁,王氏诊为营气内亏,气血寒痰凝聚为病。方中以二陈汤去甘草,燥湿健脾,行气化痰,木香、砂仁、香附行气中之滞,当归、丹参化血中之瘀,《本草便读》曰:"丹参,功同四物,能去瘀以生新……善疗风而散结,性平和而走血……丹参虽有参名,但补血之力不足,活血之功有余,为调理血分之首药。"瓦楞子攻坚破瘀,去一切痰积、血积、气块,破癥瘕,攻瘰疬。投化积和营法后,前证皆缓,故仍从前制,希奏续效。

肝积肥气案

丁 肝之积,在左胁下,名曰肥气,日久撑痛。

川楝子 延胡索 川连 青皮 五灵脂 山楂炭 当归须 蓬莪术 荆三棱 茯苓 木香 砂仁

复诊 左胁之痛已缓,夜增咳嗽,寒痰走于肺络。宜肺肝同治。

旋覆花 杏仁 川楝子 荆三棱 茯苓 款冬花 半夏 新会皮 蓬莪术 新绛 青葱管 (《王旭高临证医案》)

【点评】肥气者,五积之一,属肝之积。胁下为肝经所过之处,故云"肝之积,在左胁下"。血凝气滞于肝络,故日久撑痛。王旭高以疏肝行气、活血止痛、破血除癥为治则,拟肥气丸合金铃子散加减。木香、砂仁行气滞,茯苓、黄连厚肠胃。去蛇含石、铁孕粉,代之以五灵脂、山楂炭。《医学入门》认为苍术"血虚怯弱,及七情气闷者慎用。误服耗气血,燥津液,虚火动而痞闷愈甚"。肝积多与情志相关,故去苍术。复诊左胁之痛已缓,夜增咳嗽。《难经·五十六难》曰:"肝之积,名曰肥气,在左胁下,如覆杯,有头足。久不愈,令人发咳逆,疟疾,连岁不已。"患者病久,累及于肺,遂肺肝同治。予川楝子、荆三棱、蓬莪术行气破血散结;半夏、陈皮、茯苓燥湿化痰健脾;杏仁、款冬花降气止咳,消痰润肺。须知方中旋覆花、新绛、青葱管三药相配,系《金匮要略》治"肝着"的方剂,功在活血通络,本例用之正合。

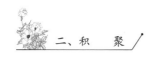

奔豚气挟肝邪案

金　气从少腹上冲咽嗌,则心中跳,胁中痛,初起寒热而呕,此奔豚气之挟肝邪者也。半月以来,寒热虽止,气仍上逆。脉沉弦小。宜宗《金匮》法。

二陈汤去甘草,加当归、白芍、吴茱萸、香附、川朴、槟榔、苏梗、沉香、姜汁、东行李根。

复诊　奔豚之气渐平,脘中之气未静。当从肝胃求治。

淡吴萸　半夏　香附　川楝子　延胡索　茯苓　焦六曲　陈皮白芍　蔻仁　(《王旭高临证医案》)

【点评】《难经·五十六难》曰:"肾之积,名曰贲豚,发于少腹,上至心下,若豚状,或上或下无时。"此案王氏认为,奔豚气之挟于肝邪,故寒热而呕,胁中痛。气从少腹上冲咽嗌,心中跳,为下焦之冲气上逆也。以二陈汤去甘草理中焦之气;香附、苏梗、槟榔、姜汁疏肝行气;当归、白芍同用,养血理血;东行李根主治"消渴,止心烦逆,奔豚气"(《名医别录》),合沉香、厚朴、吴茱萸平冲降逆。复诊奔豚之气渐平,脘中之气未静。仍以上方更小其制,从肝胃求治。

休息痢后胸脘板痛案

丁　久患休息痢,止数日后气攻胸脘板痛,上下不通,几至发厥,须大便通始减其痛。匝月大便仅通三次。板痛者聚而成块,偏于右部,是脾之积也。脉沉紧而细,当与温通。

熟附子　淡干姜　川朴　陈皮　茯苓　香附　大腹皮　延胡索沉香化气丸　东垣五积丸　(《王旭高临证医案》)

【点评】痞气,痞塞而不通也,指脘腹部有状如覆杯的痞块。《济生方》曰:"痞气之状,留于胃脘,大如覆杯,痞塞不通,是为脾积。"患者久患休息痢,致中阳不足,阴寒内生,寒积中阻,故脉沉紧而细。止后大便不通,气机升降失调,失于疏泄,故有气攻胸脘板痛、几至发厥之患。匝月大便仅通三次，气血凝滞，聚而成块，形成脾积。王氏治以温阳健脾、行气消积。方用附子温中阳，散寒气；干姜温健脾阳，助附子温中散寒；陈皮、茯苓理气行滞，健助脾气；大腹皮"降逆气以除胀，利肠胃以去滞"（《得配本草》），川朴"温降，散滞……除寒湿泻痢"（《本草正》），两者合用共奏降气去滞之功；香附专治气结为病；延胡索"能行血中气滞，气中血滞"（《本草纲目》）。沉香化气丸、东垣五积丸皆为消痞化积之良方。以汤剂送服丸剂亦为王氏临证一大特色。

癥积便秘温下案

车　五十五岁　须发已白大半，脐左坚大如盘，隐隐微痛，不大便十数日。先延外科治之，外科谓肠痈，以大承气下之，三四次终不通。延余诊视，按之坚冷如石，面色青黄，脉短涩而迟，先尚能食，屡下之后，糜粥不进，不大便已四十九日。余曰：此癥也，金气之所结也，以肝木抑郁，又感秋金燥气，邪中入里，久而结成，愈久愈坚，非下不可。然寒下非其治也，以天台乌药散二钱，加巴豆一分，姜汤和服。设三服以待之，如不通，第二次加巴豆霜分半，再不通，第三次加巴豆霜二分。服至三次后，始下黑亮球四十九枚，坚莫能破。继以苦温甘辛之法调理，渐次能食。又十五日不大便，余如前法，下至第二次而通，下黑亮球十五枚，虽亦坚结，然破之能碎，但燥极耳，外以香油熬川椒熨其坚处，内服芳香透络，月余化净。于此证方知燥金之气伤人如此，而温下之法，断不容紊也。
（《吴鞠通医案·积聚》）

【点评】此案车某不大便十数日，前医见证便以大承气汤攻下，未见效。攻下本有寒下、温下两法。吴鞠通见车某面色青黄，脉短涩而迟，寒积之候明矣，乃用温下之法，以天台乌药散加重巴豆用量。天台乌药散始载于李东垣《医学发明》，由乌药、木香、小茴香、青皮、高良姜、槟榔、川楝子、巴豆组成，乃治疗寒凝肝脉、肝气郁滞之寒疝的一张良方。此积病机与此相同，故异病同治，以天台乌药散收功。方证相符，效果非凡。

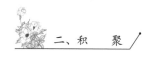

痃癖冷积误治得救案

　　江发祥　得痃癖病，少腹作痛，左胁肋下有筋一条高突痛楚，上贯胃脘，下连睾丸，痛甚欲死，或呕或利，稍缓若无，呕利则痛苦迫切，连宵累日，绝粒不进，或得腹中气转，稍觉宽舒。医人不识，辄以治疝常法，苦辛之味，杂投不已。有以肾气不藏者，或以冲任不固者，而《金匮》肾气、青囊斑龙，迭投益甚。误治两载，疾已濒危。视其形瘦骨立，腹胁帖背，知为误药减食所致。按脉滑沉，且觉有力。审病经两载，形虽瘦而神不衰，拟是肝胃二经痼冷沉寒、积凝胶聚、绸缪纠结，而为痃癖之症。盖痃者，玄妙莫测之谓；癖者，隐辟难知之称。察脉审症，非大剂温通，何以驱阴逐冷？于是以附、术、姜、桂、故纸、胡巴、丁蔻大剂，稍加枳实、金铃，以为向导，兼进硫黄丸火精将军之品，用以破邪归正，逐滞还清，冀其消阴回阳、生魂化魄之力，日夜交斠。按治半月，病全不减。再坚持旬日，势虽稍缓，然亦有时复增，且沉滑着指之脉，仍然不动。因谓之曰：病虽减，而积未除，尚非愈也，此症颇顽，姑忍以待之。所喜者，倾心信治，余益踌躇。因思冷积不解，欲与景岳赤金豆攻之。然恐久病体衰，断难胜任其药，只得坚守前法。再进旬日，忽然大便大通，所出尽如鱼脑，其痛如失。姑减硫黄丸，仍与前药，稍加黄柏，每日出鱼脑半瓯①。再经半月，前药不辍，鱼脑方尽，冷积始消，前此腹胁高突之形，泯然②无迹，厥后露出皱纹一条，如蛇蜕之状。乃知先贤人身气血痰水之积，均有澼巢科臼③之说，为有征矣。（《得心集医案·诸痛门》）

　　【点评】沉疴日久，虽辨证无误，方证相符，然经年之疾，药石之力不能速效，如豆灯燃坚冰。此时医者需要改弦更张还是继续守方，往往是临床的一个难题，特别是这样的重症，首先医者需要有定见，

---

①　瓯：小盆。
②　泯然：形迹消灭的样子。
③　科臼：臼形的坑。

不可被随意左右,其次需要患者充分配合。《史记·扁鹊仓公列传》早有"六不治"之说。此案患者虽形瘦骨立,腹胁贴背,但是脉乃沉滑有力,虽痼冷沉寒之疾,知生气尚存。故医者进纯阳之品,徐徐挽救,虽未速效,然医者能守方守法,患者也能倾心信治,故数年顽疾,月余乃愈。可见有良医,也需有良患,医患协作,才能克服病魔。

疟母致胀案

刘坤观,丁丑七月中患疟,截之太早,左胁结母。戊寅五月,微寒微热,疟母胀大如卵,一医以为食积也,大投化滞破气,以致胀至心口,下及阴丸,按之如石,脉余部皆弦,右关缓大。曰:此邪依肝络而为巢窟[①],治宜安抚,或宜缓攻,右脉不弦未为死候。授以楝、旋、绛、连、萸、葱、香附、滋肾丸为方,十剂诸恙渐减,以香砂六君丸晚服、滋肾丸早服,调理半月而康。朝阳门外庄泾潭沈和尚叙。(《慎五堂治验录》)

【点评】"疟母"指疟疾日久不愈,顽痰挟瘀结于胁下所形成的痞块,又称疟积、母疟、劳疟。《金匮要略·疟病脉证并治》云:"病疟,以月一日发,当以十五日愈,设不差,当月尽解。如其不差,当云何?师曰:此结为癥瘕,名曰疟母。急治之下,宜鳖甲煎丸。"《张氏医通》卷三:"疟母者,顽痰挟血食而结为癥瘕。"

现代湖南名医李聪甫治疟母成癖,削坚散结,破癥化瘀,用鳖甲煎丸,或小柴胡汤加鳖甲、蓬术、桃仁。虚人久疟,时止时发,可先予芎归鳖甲饮;不应,为脾虚,急用补中益气汤加鳖甲,扶正祛邪;少食痞闷者,用四兽饮加鳖甲、当归、蓬术、肉桂。虚人疟母,必用补益。久癥不愈,必有留滞,须加鳖甲消之;如无留滞,只宜补益。

此案以(川)楝、旋(覆)、(新)绛、(黄)连、(吴)萸等疏肝理气、活血通络、清热化痰,以缓攻,待其病退,再以香砂六君丸及滋肾丸调理而康。

---

①巢窟:栖居或藏身的洞穴。

贲豚气愈后复患春温暴脱案

吴山水陆财神殿三师太患贲豚，气上冲腹即大痛，坚硬一块从小腹上攻，呕吐不能食，形常伛偻不堪，与以桂枝、吴萸、东洋参、归芍、半夏、茯苓、小茴香、黄连、乌梅、木香、川楝子、干姜、炙草等，从少阴、厥阴、阳明主治。每早空心，令吞肾气丸三钱，更灸中脘、石门、关元穴，其患遂愈。惜其烟瘾甚大，体又怯弱，精血耗尽，后至次年患春温暴脱。（《一得集》卷下）

【点评】此案患者素体羸弱，奔豚气愈后，本该摄生养命，徐图天年，然却耽于烟草，以至于精血耗尽，次年罹患春温暴脱，可悲可叹。

疟邪未净成瘕聚案

梦石夫人　左关弦涩，左胁有形瘕聚，如有怫郁嗔怒，则窜痛膜胀。据述病根因截疟而起，此乃疟邪未净，深陷厥阴血络之中，与气血胶混凝阻，消导只走气分，宜乎弗效。喻嘉言所谓截疟太早，易变疟胀是也。病延一年，少阳生气久郁，气血暗自消耗，应进缓法，搜剔其邪，俾血脉流通，不至成癥瘕疟母。今采又可三甲散加减为丸，参入辛香，始合络病大旨，借虫甲灵异之类，飞走迅速，追拔沉混之邪耳。

酒炒䗪虫六钱　当归须一两　柴胡梢四钱　桃仁泥五钱　醋炒鳖甲六钱　生僵蚕五钱　杭青皮三钱　柏子仁四钱　土炒山甲六钱

韭根汁为丸，梧子大，每早晚开水送下二十粒。（《雪雅堂医案》）

【点评】此案乃截疟未净，疟邪深陷厥阴血络之中，与气血交结，留滞于血脉而成瘕聚的一种变证。治当用入血分之药，祛邪通络，通利上下。处方以虫类药物为主，意在通络、搜邪、散结。其中，柴胡、桃仁、僵蚕三药用之甚妙，诚如王孟英所言："鳖甲入厥阴，用柴胡引之，俾阴中之邪，尽达于表；虫入血，用桃仁引之，俾血分之邪，尽泄于下；山甲入络，用僵蚕引之，俾络中之邪，亦从风化而散。"恰合本病之病机。

寒邪入腹为疝气案

高子明好读医书，亲戚有恙，常用为开方治理，每多取效，所用之方，不今不古，颇合时宜。其弟七岁，忽小腹阵痛，屡治无效，始邀余商。见其弟形寒，切脉弦紧，按其腹柔软。子明云：近日痛甚至于咬牙发厥。余曰：此寒邪入腹也。与以炮姜、吴萸、川楝子、小茴香、木香、元胡索，一方不应。继之以肉桂、肉果、橘核、乌药、川芎、沉香，又不应。其母曰：照此发厥，命难保矣。然余两日来未见其发厥之状。第三日余至，适逢其发厥，子明导余入室，见其咬牙直视，口不能言，肢冷脉伏，有战栗之象，复按其腹，脐之两傍，如有竹竿两枝，挺于腹内，坚硬异常。余曰：此病，名为疝气也。乃书以川乌、良姜、乳香、木香、防风、乌药，煎调苏合油三分。一剂而安。（《医案摘奇》）

【点评】《杂病源流犀烛·积聚癥瘕疝癖痞源流》："疝者，悬也，悬于腹内，近脐左右，各有一条筋脉扛起，大者如臂、如筒，小者如指、如笔管、如弦。其原皆由阴阳之气不和，常多郁塞，又时忿怒，动气偏胜，或适当饮食，与气缠裹，适受寒冷，与气停蓄，且忿怒则肝火盛，而血随气结，痰亦缘火相附而升，遂合并而成形质，悬于脐之左右，故名曰疝。"治疝之要：坚者削之，留者攻之，结者散之。疝病未久，须审视元气未亏损者，宜速攻之可也，当以行气开滞等药融化而潜消之法。治宜开郁散结，化痰祛瘀，用麝香丸、积块丸、三棱散等方。本案前二诊误从寒邪入腹治疗，无济于事，三诊按疝气论治，方证相符，效如桴鼓。

三、瘿　瘤

肩臂肿瘤从肝脾论治案

一妇人素郁结，肩臂各肿如覆杯。余以为肝脾亏损，用加味逍遥散百余剂，元气复而肿消。后因劳役怒气，经行不止，服凉血之剂，其血如崩。余以为此因脾气复伤下陷，而血从之，朝用补中益气汤，夕用加味归脾汤而愈。（《校注妇人良方·妇人流注方论》）

【点评】流注是发生在肌肉深部的多发性脓肿。其特征是漫肿疼痛，皮色如常，多发于四肢、躯干肌肉丰满的深处。妇人流注，或因忧思郁怒，亏损肝脾，或因产后劳役，复伤气血，以致荣气不从，逆于肉里，腠理不密，外邪客之，或湿痰流注，或跌仆血滞，或产后恶露，则气流而注，血注而凝。或生于四肢关节，或流于胸腹腰臀，或结块，或漫肿，皆属虚损。该患者素郁结，薛氏辨为肝脾亏损，但用加味逍遥散，推测肝郁化火、血虚有热也，故养血清热，疏肝健脾为主。劳役怒气，经行不止，则属脾气下陷、脾不统血之证，凉血之剂重伤脾气，故其血如崩，易补中益气汤和加味归脾汤而愈。"辨证求因、审因论治"，此之谓也。

海崖咸物治瘿瘤案

华亭有一老僧，昔行脚河南管下，寺僧童仆无一不病瘿。时有洛僧共寮[①]，每食取携行苔脯同餐，经数月，僧项赘尽消，若未尝病。寺徒仆叹诃，乃知海崖咸物能除是疾。《癸志》（《名医类案》）

---

① 寮（liáo）：僧舍。

【点评】"寺僧童仆无一不病瘿"，其状类似现代地方性甲状腺肿这类疾病，为碘缺乏导致。现代处理方法为常规补碘治疗。此案中的莒脯，应是含碘之类的食物。至于碘剂应用于甲状腺肿的注意事项，应值得指出的是，颈瘿类似于现代所说的"甲状腺肿"，研究表明，如有碘缺乏，一般不推荐补充碘剂，因为可以诱导甲状腺功能亢进，而且碘与乳头状甲状腺癌和淋巴细胞性甲状腺炎也有关。

化痰软坚消瘿散结治颈瘿案

江应宿治一妇人颈瘿，知其为少阳厥阴肝胆因郁怒痰气所成，治以海藻三两，昆布一两五钱，海带一两，俱水洗净，半夏制、小松萝、枯矾、蛤粉、通草各一两，龙胆草洗三两，小麦面炒去湿四两，共为细末，食后用酒调下三钱，去枕睡片时，或临卧服，以消止药，不必尽剂，一月愈。（《名医类案·肿瘿》）

【点评】少阳胆经循颈，厥阴肝经循喉咙之后，颈部俱为二经经气所过之处。郁怒伤肝，肝胆之气留滞不畅，气滞痰凝，聚而成瘿，结于颈项，此本病之所由来也。方中昆布、海藻、海带、蛤粉、半夏功擅化痰软坚、消瘿散结，郁怒易化火，故加龙胆草、小松萝、枯矾等清肝之品，通草用以引热下行，小麦面兼具和胃疏肝之功。全方辨证准确、用药精到，特别是案中提到"以消止药，不必尽剂"，乃考虑枯矾酸涩有小毒，不可久服之故。《本草衍义》有枯矾"不可多服，损心肺"之说，因此应当中病即止。

环跳气瘤脉洪大而虚治案

长州庠王天爵，辛丑春，左腿近环跳患之，状如大桃，按之濡软，恪服除湿流气化痰之剂，恶寒发热，食少体倦，形气俱虚，脉洪大而虚，气瘤也，肺主之。盖胆属木，肺属金，然发于胆经部分，乃肺金侮肝木，元气亏损，而其脓已内溃矣。遂用十全大补汤数剂，出青白稀脓甚多，顿加寒热，烦渴头痛，殊类伤寒状。余谓：此因脓泄而血气益虚耳。仍用前汤，其势益甚，脉洪数大，按之如无，乃加附子一

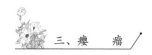

钱，其势愈甚，而脉复如前，此虚甚而药未能及也。更加附子二钱，三剂诸症顿退。乃朝用补中益气汤，夕用十全大补汤，各三十余剂，出腐骨五块，疮口将完。后因不慎起居，患处复溃，诸症更发，咽间如焚，口舌无皮，用十全大补加附子一钱服之，诸症痊。二日不服，内病悉至，患处复溃。二年后又患，服前药不应，诊其尺脉，微细如丝，此属命门火衰，用七味丸为主，佐以十全大补汤稍愈。至乙巳仍患虚寒之症而殁。（《外科枢要》卷三《论瘤赘》）

【点评】薛立斋一生著书甚丰，特别是在中医外科方面取得了重要成就。薛氏一改疡医以症就方的积习，将中医整体观念及辨证论治原则引入外科临床，其外科脉法、治法至今仍具有重要参考价值。该案中，薛氏描述了气瘤"状大如桃，按之濡软"的特点，并根据"脉洪大而虚"是元气亏损、脓已内溃之证，非他医所辨"痰湿流注之证"而用除湿流气化痰之法，改用补中益气汤、十全大补汤补养气血为主，稳定病情，延长生存期。特别是附子之用，坚而守之，乃薛氏辨证准确、用药精当，成竹在胸之能也！汪昂《本草备要》对于附子的功效，说得比较精辟："其性浮而不沉，其用走而不守，通行十二经，无所不至，能引补气药以复散失之元阳，引补血药以滋不足之真阴，引发散药开腠理，以逐在表之风寒，引温暖药达下焦，以祛在里之寒湿"。该患者"脓泄而血气益虚"，纵补中益气、十全大补之剂，然非附子不能"复散失之元阳……滋不足之真阴"。由此观之，薛氏辨证施治圆机活法，如盘走珠，既非刻舟胶柱之可比，更与忽热忽寒以药试病者有霄壤之殊。倘若结合薛氏其他论著以赏析此案，则更加喜有所获。

颏下石瘿夏枯草煎汤代水纳诸药共煎并外治案

梁溪一女子，颏下发一硬块而不痛，有似石瘿。仲淳疏方服十剂全消。

贝母去心，三钱　　连翘二钱　　鼠粘子酒炒，一钱五分　　栝蒌根二钱
金银花五钱　　何首乌去皮，竹刀切，三钱　　白及二钱　　苍耳子研，一钱五

分　生甘菊五钱　青木香一钱五分　紫花地丁五钱

先用夏枯草五两，河水五碗，煎至三碗，去渣，纳前药，同煎至一碗。

敷药方：南星三两　海藻　昆布　槟榔　姜黄　白蔹　猪牙皂角各一两

细末，醋调敷。（《先醒斋医学广笔记·肿毒》）

【点评】颔下硬块不痛，固定不移，石瘿是也。石瘿好发于40岁以上妇女，多由情志内伤、痰湿、瘀血所致，故其治当散结化痰、理气舒郁为主。方以贝母、连翘、鼠黏子（牛蒡子）、瓜蒌根、紫花地丁化痰散结为主，并用苍耳子引药至病所；夏枯草煎汤代水也有深意，盖夏枯草质轻性浮，为清轻走气之品，有养阴疏肝、散结解郁之效，而本品水煎纳诸药共煎进一步加强了消痈散结之功。缪希雍勤于钻研医道，勇于实践，中医外治之法也多有涉及，所载之方仍对当前临床有指导意义，值得进一步研究以改善中医肿瘤疗效。

黑粉瘤外治案

一男子臀瘤五年，形如覆瓢，按之隐隐黑色，此黑粉瘤也。以针破之，按出黑砂兼黑粉共约碗许，用三品一条枪插入患内十余日，每次捻出黑膜，其瘤渐消。内服十全大补汤健脾胃，养气血，月余而敛。（《外科正宗》卷之二《上部疽毒门·瘿瘤论·瘿瘤治验》）

【点评】中药外治法，是中医特色之一，早在《黄帝内经》就记载了热熨、热浴、浸渍、涂敷、烟熏等传统内容，经过历代发展，清代吴师机所著《理瀹骈文》阐述了中药外治的理论基础。书中谓："外治之理，即内治之理；外治之药，亦即内治之药"，"外治必如内治者，先求其本。本者何？明阴阳，识脏腑也"，"与内治并行，而能补内治之不及"。此案中，三品一条枪乃《外科正宗》外治名方："明矾二两，白砒一两五钱，雄黄二钱四分，乳香一钱二分。砒、矾二味，共为细末，入小罐内，加炭火煅红，青烟已尽，旋起白烟，片时约上下红彻住火；取罐顿地上一宿，取出约有砒、矾净末一两，加前雄黄二钱四分、乳香一

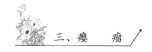

钱二分，共研极细，厚糊调稠，搓成如线条，阴干。凡遇前症有孔者，絍入孔内；无孔者，先用针放孔窍，早、晚插药二次。插至三日后，孔大者每插十余条，插至七日，患孔药条满足方住。以后所患四边自然裂开大缝，共至十四日前后，其疗核、瘰疬、痔漏诸管，自然落下，随用汤洗，搭上玉红膏，虚者兼服健脾之药。"所以作为一名现代中医，在使用治疗方法时，也不可忽视传统外治法的功效，让古老的中医焕发新的活力。

血瘤脉洪数不治案

一妇人气冲穴生瘤，红紫坚硬，乃血瘤也。请视之，心、肝二脉俱已洪数，其患得之心气郁结，肝气受伤之故，辞不可治。后请京师明公医治，其时头已穿溃，虽强投补托、化坚、凉血等剂，日溃日烂，终至不应。破经两月，一旦涌出紫血盆许，随即身亡。后人问曰：何以致此？予曰：心脉洪数，心火旺也；肝脉弦数，肝气伤也；火旺逼血妄行，肝气伤不能藏血，后破之必出血不止，多致危亡，预辞不治者此意也。（《外科正宗》卷之二《上部疽毒门·瘿瘤论·瘿瘤治验》）

【点评】洪脉者，状若波涛汹涌，来盛去衰，多由阳气有余、气壅火亢，气盛血涌之故。数脉一息脉来五至以上，多由邪热内盛，气血运行加速所致。然外科诸病中，若出现洪数脉，则多提示元气亏损，脓已内溃，是正虚邪盛或阴液枯竭，孤阳独亢或虚阳亡脱的危险之证。因此，肿瘤患者若见脉洪数多为预后不良，临证需当注意。

粉瘤微醉刺瘤惊险案

兹纪予于三旬之外，忽于臀下、肛门前骨际皮里生一小粒，初如绿豆许，不以为意，及半年而如黄豆矣，又一年而如皂子，复如栗矣。此时乘马坐椅，皆有所碍，而渐至痛矣。然料此非敷药可散，又非煎药可及，使其日渐长大，则如升如斗，悬挂腰股间，行动不便，岂不竟成废物乎？抱忧殊甚。谋之识者，皆言不可割刺，恐为祸不小。予熟筹数月，莫敢妄动。然窃计，此时乘小不取，则日后愈大愈难矣,将奈之何? 尝见人臀股间受箭伤者,未必即死,此之利害,不过如是,遂决意去之。一日,饮酒微醺,乘醉以柳叶针刺之,所出者皆如豆腐白皮之属,盖即粉瘤也。刺后顿消,予甚快然。及两日后,则肿如热痛,予以会通膏贴三日,脓溃而愈,予又快然。不两日,又肿起,更热更大,予则大惧大悔,谓瘤赘诚不可刺也。然而无奈,复以会通膏贴之,又三日而大溃,则溃出一囊如鱼胞者,然后收口全愈。今愈后数十年,此间仍有一小窍,诚险证也。向非予之勇决,则此后不知作何状。使开之再迟,则真有不可收拾矣。是以病不早治,则不知所终,此亦可为治病者之鉴。(《景岳全书·外科钤》)

【点评】肝主筋藏血,心主血而主脉,脾统血主肉,肺司腠理而主气,肾统骨而主水,故有"筋、骨、肉、气、血"之五瘤。然粉瘤者,多为腠理津亏,聚而不散,渐成为瘤,均言"不可割刺"。张景岳虑"乘小不取,则日后愈大愈难矣",遂"决意去之",治疗经历了"柳叶针刺之","刺后顿消"到"肿如热痛",再"更热更大"到"脓溃而愈"的惊险历程,思想经历了"决意、快然、又快然",到"大惧大悔",再"无奈",最后"收口全愈"这一惊险过程。笔触之处,惟妙惟肖,读来赏心悦目。最后,总结出粉瘤当早治,且应"勇决",否则"开之再迟,真有不可收拾"之忧。案中,景岳先生"饮酒微醺,乘醉以柳叶针刺"粉瘤,是为壮胆抑或是原始之麻醉法,读者可以自己体会了。

扶正祛邪治肿瘤案

一男子素善怒,左项微肿,渐大如升,用清痰理气而大热作渴,小便频浊,余谓肾水亏损,六味地黄、补中益气而愈。亦有胸胁等处大如升斗,或破而如菌如榴,不问大小,俱治以前法。

疏曰:善怒肝病也,左项肝部也,肝之失职,肾虚不能养也。然肿大如升,此何物乎? 谁不曰痰也、气也、血也,其如清痰理气而反增大热大渴、小便频浊者,香燥复伤其脾肺也,故既用六味壮水以生木,复用补中补土以生金也。或曰乙癸同源,故壮水以生木,若补土生金,于木何益? 曰:肝木之阴虚则肝木之气强,而况素怒者乎? 其

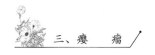

肝气未有不强，强则势必克土，土无所生，而木寡于畏势，终不得平，徒补水以生之无益焉，故六味后继以补中，生之制之培之防之，而肝气始得其平矣。虽不服清痰理气以伤脾肺者，亦当如此培法。故又云亦有胸胁等处云云，但治以前法也。夫胸胁亦肝之部分，破之而如菌如榴，足以见其亦属血燥火结，如前杨泽之症，所论初非有形之气血痰所结也。但前案虽先补中，而六味又兼以芦荟，此案先六味而后补中，不用芦荟。其缓急轻重之间，是在用者权之耳。（《薛案辨疏》卷下《肝肾亏损血燥结核等症》）

【点评】此案实为治肿瘤扶正祛邪大法之有力明证也！夫何为扶正？健脾补肾也！虽胸胁、颈项结块为有形之气血痰结，然究之根本，则肾虚、肝郁、脾虚为其本。故其治以六味壮水以制木，补中补土以生金，此治病求本之意也！联系国医大师何任教授对肿瘤的治疗，曾提出"不断扶正，适时祛邪，随证治之"十二字诀，洵为肿瘤临证圭臬。

四、翻 胃

喜酒致反胃案

台州一木匠，年二十七，勤于任务，而性巧慧，有一艾妻[①]，且喜酒。病反胃者半载，其面白，其脉涩而不匀，重取则大而弱，大便八九日方通一次，粪皆燥结如羊屎，甚羸乏无力。予谓精血耗竭也。先与甘蔗汁煎六君子汤，加附子、大黄与之。伺大便稍润，令谢去任务，卧于牛家，取新温牛乳细饮之，每顿尽一杯，一昼夜可五六次，以渐而至七八次，其余菜果粥饭，皆不入口。半月而大便润，月余而安。然或口干，盖酒毒未解，间饮甘蔗汁少许，近两月而安矣。六君子汤谓人参、茯苓、白术、枳壳、陈皮、半夏各等分，姜、枣煎也。翻胃用韭汁二盏、牛乳一盏、生姜汁半盏，和匀温服，效。别有方见前。（《医学纲目》卷之二十二《脾胃部·呕吐膈气总论》）

【点评】本例木匠勤于任务、素喜饮酒而致病。《景岳全书》提及"或以酷饮无度，伤于酒湿"，过饮过劳以致中焦阳气不振、精血亏耗枯竭，其内伤之甚，以致损伤胃气。治本当温中健脾为主，虑其病已半载，单用力不能逮，宜合温补肾阳之法，故方中加用附子，温补命门之火以温脾土，助其运化。大黄中病即止，因其精血亏虚，久服必加重病情。伺其脾胃功能好转，予以牛乳润肠胃、补虚劳。丹溪有云："反胃噎膈，大便燥结，宜牛羊乳时时咽之，兼服四物汤为上策。"至于甘蔗汁，《本草备要》载其"和中助脾，除热润燥，止渴、消痰、解酒毒，利二便。治呕哕反胃，大便燥结"，故可长服以见效。

---

① 艾妻：年轻美貌的妻子。

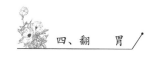

蔗汁姜汁合服治反胃案

(梅)主反胃，朝食暮吐，旋旋吐者。以甘蔗汁七升，生姜汁一升，二味相和，分为三服。(《医学纲目》卷之二十二《脾胃部·呕吐膈气总论》)

【点评】《梅师方》(隋)有载"蔗汁、姜汁和服"，乃食疗方，临证不妨试用。

温下焦治反胃案

滑伯仁治一妇，病反胃，每隔夜食饮，至明日中昃^①皆出，不消化。他医悉试以暖胃之药，罔^②效。滑视，脉在肌肉下即沉，且甚微而弱。窃揆众医用药，于病无远，何至罔效？心歉然未决。一日读东垣书，谓吐证有三，气、积、寒也。上焦吐者从于气，中焦吐者从于积，下焦从于寒。脉沉而迟，朝食暮吐，暮食朝吐，小溲利，大便秘，为下焦吐也。法当通其秘，温其寒，复以中焦药和之。滑得此说，遂复往视，但大便不秘。专治下焦，散寒。以吴萸、茴香为君，丁、桂、半夏为佐，服至二三十剂，而饮食晏如^③。所谓寒淫所胜，平以辛热是也。(《名医类案》)

【点评】《金匮要略》有云"朝食暮吐，暮食朝吐，宿谷不化，名曰胃反"，其寸口脉微而数，若见大便燥结如羊屎，则投以大半夏汤即可。此例大便不秘，试以暖胃之药无效，故不当仅以反胃论治。思其脉象，其沉而迟，为里寒之象；窥其方药，以吴茱萸、小茴香、丁香、桂枝、半夏为用，为肝肾阴寒之用。《金匮要略》载"呕而胸满者，茱萸汤主之"，《脾胃论》载"丁香茱萸汤治胃虚呕哕吐逆，膈咽不通"，《本草备要》载茴香"暖丹田，补命门，开胃下食，调中止呕"，故以方测证，推其为肝胃虚寒，而其反胃呕吐并见，已为变证。至于桂枝所用，推其为平肝降逆之用。

---

① 中昃(zè)：日中及日偏斜。泛指过午。
② 罔(wǎng)：无。
③ 晏(yàn)如：安定，安宁，恬适。

酒客食管窄隘反胃案

邹五三　酒客食管窄隘,向有脘痛,今多食即反胃。气阻日久必致瘀凝,食物宜淡薄,以上中二焦宣通气血治。

桃仁　蒲黄　降香末　苏梗　香附　橘红　（《种福堂公选医案·噎膈反胃气滞血瘀》）

【点评】酒客喜食辛辣刺激之物,易得噎膈、反胃之病。噎膈、反胃,胃脘之病也。上焦主纳,中焦司运,能纳而不能运,故复吐出。气阻日久致瘀凝,治拟理气化痰、活血祛瘀,使得上中二焦气血宣通,各司其权,而水谷熟腐,自无反出之羞。方中桃仁、蒲黄活血祛瘀,降香理气兼入血分,苏梗、香附共用行气,取橘红化痰之功。噎膈、反胃之病,在药物治疗的同时,不可忽视饮食调理。

阴枯阳结关格大症案

王四六　望五年岁,真阳已衰。纳食逾二三日,反胃涌吐,仍有不化之形,痰涎浊水俱出,大便渐秘。此关格大症,阴枯阳结使然。

人参　半夏　茯苓　泡淡吴萸　生淡干姜

夜另服半硫丸一钱五分。（《种福堂公选医案·噎膈反胃关格》）

【点评】关格,阳竭于上而水谷不入,阴竭于下而二便不通,寓开合之机已废,为阴阳离决之象,危证,类似西医学之胃肠梗阻。方药五味健脾助阳,半硫丸温阳通便,恐杯水车薪,无甚疗效。

宣通胃腑治翻胃案

某　长夏吐食,症属翻胃,服四君异功加炮姜、桂、附,不应。予谓五脏以守为补,六腑以通为补,此不易之经训。四君异功本脾药,非胃药,胃腑宣通则和,一与守中,必致壅逆,白术、炮姜皆守剂,且阳土喜柔凉,忌刚燥劫液,久吐则胃阴伤,须辛通使胃气下行则效。韭子炒研、杏仁、豆蔻衣、半夏、砂仁、太子参、姜汁粉、栝蒌

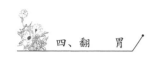

仁。戒毋谷食,暂用面食,盖谷性阴而滞,面性阳而通,加意调养可痊。(《类证治裁》)

【点评】翻胃,非皆由中焦虚寒所致,亦可因饮食不当等致胃失和降而成,今见翻胃即予温补脾肾,甚为不妥,方证不合故不应。胃气以通为顺,久投温补之品壅滞守中,症岂能愈? 幸后改投辛通,助胃气降以下行。此案告诫,临诊辨证当审慎,虽翻胃之症多见中焦虚寒,亦有其他缘由,不可一概而论,他病亦当如此。

理中治翻胃案

朝食暮吐,暮食朝吐,原谷不化,显系中寒,理中为主。

人参　冬白术　炙甘草　炮姜　公丁香　白豆蔻　广木香
(《问斋医案·呕吐反胃噎膈》)

【点评】《金匮要略心典》云:"谷入于胃而运于脾,脾伤则不能磨,脾不磨则谷不化。而朝食者暮当下,暮食者朝当下,若谷不化则不得下,不得下必反而上出也。"脾主升清降浊,今脾伤升降失职,纳谷不化反上逆,中焦一体,胃之腐熟亦无权,原谷不化。此中焦阳气不足,无以为泅。以理中辈疗脾胃中寒。

火不生土翻胃案

脘痛脉微,朝食暮吐。此系火不生土,命门无蒸变之力,症难调治。

西党参　茯苓　法半夏　炙草　白蔻仁　公丁香　生姜　吴萸
另服《金匮》八味丸。(《徐养恬方案》)

【点评】本例翻胃系脾肾阳虚,命门火衰,火不生土之证。丁香、吴萸温补脾肾,余六味健运脾阳,两脏安和,一身皆治。《金匮》八味丸即肾气丸,亦取温补脾肾之效。

反胃重剂温补乃愈案

甲午冬,余旋里,同邑毛君寿切其脉,细缓无神,知是虚寒痼疾反胃，非重剂温补不可。用四逆汤、理中汤等方加味，症稍平。十数剂后，渠寄书问余，意欲速效。余答云：治病如行路，路有千里，仅走数里，即期速到，恐医药中，无长房缩地法也。嗣后附、姜热药，俱增至一两与八钱。据云：服至年余，病始痊愈。（《诊余举隅录·反胃噎膈寒热证》）

【点评】四逆汤、理中汤属于"四逆辈"温补类方剂，是治疗太阴脾气虚寒证的主方，适用于中焦虚寒所致各种病证。本案患者脉象细缓无神，《黄帝内经》云"细则气少"，故细脉多主虚。缓脉为脾之主脉，主虚主湿。清代蒋示吉曰："缓而无神，方可言病。若四至调匀，缓而有神，不大不小，不浮不沉，不轻不重，意思欣欣，如春风杨柳之状，来和之应也，倘认为病脉则误矣。"故医者平脉辨证知为太阴虚寒证无疑。案中附、姜用量一两与八钱，且服药时间长达年余，不可不谓之重剂温补。

朝食暮吐物不变化反胃重证案

右　朝食暮吐，物不变化。脉沉细，苔白质腻。中阳不旋，反胃重证也。

制半夏　淡吴萸　公丁香　橘皮　竹茹姜汁炒　云茯苓　炮黑姜　广藿香　伏龙肝七钱，煎汤代水　（《张聿青医案·噎膈附反胃》）

【点评】《金匮要略·呕吐哕下利病脉证治》曰："趺阳脉浮而涩，浮则为虚，涩则伤脾，脾伤则不磨，朝食暮吐，暮食朝吐，宿谷不化，名曰胃反。"《太平圣惠方》称"反胃"。中焦脾胃当行运化腐熟之职，然朝食暮吐，且物不变化，可见中焦升降失序、腐熟无权。兼顾舌脉之征，此为中阳不振，甚则脾肾两伤之象，为重证。本案以温阳和胃为治，橘皮、半夏、茯苓、竹茹取温胆汤之意和胃止呕，炮姜、丁香温阳降逆；伏龙肝即灶心土，暖运脾阳；藿香芳香化湿，疑因本案苔腻而加。

翻胃肝阴胃汁枯槁治案

苏五四　向来翻胃，原可撑持，秋季骤加惊忧，厥阳陡升莫制，遂废食不便,消渴不已,如心热,呕吐涎沫,五味中喜食酸甘。肝阴胃汁,枯槁殆尽,难任燥药通关。胃属阳土,宜凉宜润,肝为刚脏,宜柔宜和,酸甘两济其阴。肝阴胃汁枯。

乌梅肉　人参　鲜生地　阿胶　麦冬汁　生白芍　(《临证指南医案·噎膈反胃》)

【点评】叶桂总结了翻胃"肝阴不足,肝阳偏亢,横逆犯胃,伤及胃阴"之病机,提出了"滋胃阴以制肝木"治法,如此则肝阳得潜,胃腑得安,可谓胃病治肝之典范。针对本病,叶桂多用鲜生地、麦冬汁、白芍、沙参、乌梅等药物,酸甘济阴、平补肝胃,以求肝胃同治。

反胃格胀治以温补宣通案

中年饱食,虚里穴痛胀,引之吐出,痛胀势减,必起寒热,旬日乃已。夫脾主营,胃主卫。因吐动中,营卫迭偏周行,脉中脉外参差,遂致寒热。且纳物主胃,运化在脾,皆因阳健失司。法当暖中,用火生土意。再以脉沉弦细参论,都系阴象。有年反胃格胀,清阳渐弱,浊阴僭窃为多。症脉属虚,温补宜佐宣通,守中非法。

生淡干姜　茯苓　人参　熟半夏　白粳米　(《叶氏医案存真》)

【点评】本例反胃格胀,凭症参脉,辨证为"清阳渐弱,浊阴僭窃",一派阳虚阴盛之象,故方以人参、干姜温阳暖中,茯苓、半夏温通止呕,粳米健脾益胃。妙在用药补中有通,灵动活泼,非守补呆滞可比也。

久病必入络脉案

凡久病必入络脉,医但写药凑方,不明入络之理,药由咽入,过胃至肠而已。此症由肝络而来,过膈入胃,胃翻呕吐。致吐致胀之由,从肝而出也。偏胜病起,务以急攻。用药如用兵,直捣中坚,使病溃散,然非入络之方,弗能效矣。议于病发之时,疏理肝木。病缓再安胃土。

人参　厚朴　茯苓　熟半夏

磨入蓬莪术五分。(《叶氏医案存真》)

【点评】叶桂首倡"久病入络""久痛入络",实乃发《内经》《伤寒》之未发,开创了"络病"的新阶段。治络之法,叶氏常以辛温散寒与活血化瘀同用,以辛温通络。该案中,肝络不畅,肝气犯胃,故见胃翻呕吐。方用人参补中益气,厚朴、茯苓、半夏止呕消胀,再以莪术入肝经,活血通络而成入络之方,使肝络瘀滞得行,肝气则畅矣。

半夏泻心汤加减治翻胃案

嘉兴朱亭立,曾任广信太守,向病呕吐,时发时愈,是时吐不止,粒米不下者三日,医以膈证回绝,其友人来邀诊。余曰:此翻胃证,非膈证也。膈乃胃腑干枯,翻胃乃痰火上逆,轻重悬殊。以半夏泻心汤加减治之,渐能进食,寻复旧,从此遂成知己。每因饮食无节,时时小发,且不善饭,如是数年,非余方不服,甚相安也。后余便道过其家,谓余曰:我遇武林^①名医,谓我体虚,非参、附不可,今服其方,觉强旺加餐。余谓此乃助火以腐食,元气必耗,将有热毒之害。亭立笑而腹非^②之,似有恨不早遇此医之意。不两月遣人连夜来迎,即登舟,抵暮入其寝室。见床前血汗满地,骇问故,亭立已不能言,惟垂泪引过,作泣别之态而已。盖血涌斗余,无药可施矣,天明而逝。十年幸活,殒于一朝,天下之服热剂而隐受其害者,何可胜数也。

雄按:服温补药而强旺加餐,病家必以为对证矣,而孰知隐受其害哉。更有至死而犹不悟者,目击甚多,可为叹息。(《洄溪医案·翻胃》)

【点评】翻胃多为胃中无火、中焦虚寒之证。然痰火、瘀血也不少见。故临证当辨虚实寒热表里,实乃至理箴言也!灵胎先生此案,洵属他医辨证错误,投用参、附,犹如火上浇油,岂不危哉!王士雄所加按语极是。

---

① 武林:旧时杭州的别称。
② 腹非:即腹诽。嘴里虽然不说,心里认为不对。

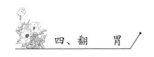

木乘土位翻胃治案

张左（十一月）　嗜饮伤胃，郁怒伤肝，木为土贼，生化之源大伤，以致胃不受纳。《经》云：食入反出者属上膈也。脉来弦细而数，病延半载，非易调治。

真川连　全栝蒌　新会皮　炒竹茹　牛转草　淡干姜　旋覆花　制半夏　青皮　蔗汁　炒枳实　代赭石　八月札　赤苓

或可加牛乳、韭汁、枇杷叶之类。（《凌临灵方·翻胃》）

【点评】此案之胃不受纳，当知有呕吐反胃之症。辨证应为肝气犯胃，胃失和降。其治当辛开苦降，疏肝和胃。方以半夏、干姜辛温开结，黄连苦寒泻热，再以竹茹、代赭石、旋覆花降逆止呕，瓜蒌、枳实理气导滞，佐以新会皮、青皮、八月札理气和中；病延半载，胃津已亏，故以甘蔗汁、牛乳养胃生津。全方寒热并用，标本兼顾，共奏降逆止呕、理气和胃之功。

五、噎 膈

一味生韭汁治噎膈案

（丹）东阳王仲延，咽膈间常觉有物闷闷，每食物必屈曲自膈而下，且梗涩作微痛，食亦减，他无所苦。予脉之，右甚涩而关甚沉，左却和。予曰：污血在胃脘之口，气因而郁为痰，此必食物所致，明以告我。彼不自觉。予又曰：汝去冬好食何物为多？曰：我每日必单饮点剁酒三两杯逼寒气。为制一方，用生韭汁半盏，令细呷之，每服半盏，一日三次，尽韭二斤而安。治膈噎，马剥儿，即王瓜，烧存性。每一钱，用枣肉平胃散二钱，温酒调服，食即可下。然后随病源调理，神效。枣肉平胃散方见《局方》。（《医学纲目》卷之二十二《脾胃部·呕吐膈气总论》）

【点评】本案实取自朱丹溪《格致余论·治病必求其本论》。丹溪云："凡治病，必先问平日起居饮食如何。"通过对患者饮食的询问，得知致病之"因"乃患者长期大量饮用剁酒，酒性燥热，耗血伤津，瘀血凝滞。丹溪治疗采用生韭汁以行气化痰散瘀治之，正如《本草衍义补遗》所云"韭，研取其汁，冷饮细呷之，可下膈中瘀血，甚效"，可谓药简效验。总之，朱丹溪治病重在求本，通过"审证求因"，"因"为"本"，寻根问源，知疾病根本之所在，方可从本施治。

噎症食不下案

虞恒德治一人，年五十余，夏秋间得噎症，胃脘痛，食不下，或食下良久复出，大便燥结，人黑瘦甚。右关前脉弦滑而洪，关后略沉小，左三部俱沉弦，尺滞芤。此中气不足，木来侮土，上焦湿热郁结成痰。下焦血少，故大便燥结，阴火上冲吸门，故食不下。用四物以

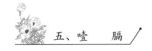

生血，四君以补气，二陈以祛痰，三合成剂，加姜炒黄连、枳实、瓜蒌仁，六君、四物合小陷胸汤。可法。少加砂仁，又间服润肠丸，或服丹溪坠痰丸，半年服前药百帖而痊愈。（《名医类案》）

【点评】"风、痨、臌、膈"，古人谓之四大难症。陈念祖《医学从众录》谓噎膈乃"三焦失职，百无一生"，可见其治疗之难。此案患者脉案乃上焦湿热壅而为痰，故关前脉弦滑而洪；下焦气血不足，故尺脉带芤；大便燥结，乃上实下虚之重症。此时用药单纯清上焦之湿热，必用寒凉，恐伤中焦，使气血更虚；单补气血，又恐痰热之邪更顽固。清补之道，如何取舍，在乎寸心之间。恒德以八珍补气血，二陈、小陷胸汤祛痰，间以润肠丸、丹溪坠痰丸，用药颇有中正王道。故能使患者气血得复，痰热渐清，噎膈重症得救。

思虑过度致膈症案

臧少庚年五十，每饮食，胸膈不顺利，觉喉管中梗梗，宛转难下，大便燥结，内热，肌肉渐瘦，医与五香连翘汤、五膈丁香散，诸治膈之剂，尝试之不效。时予方有事于先冢，久未远出，臧则不远千里而就予治。观其色苍黑，目中神炯炯不眊，惟气促骨立，予知其有机心人也。其脉左弦大，右滑大。予谓之曰：据脉，乃谋而不决，气郁成火，脾志不舒，致成痰涎，因而血少便燥，内热肌消。张鸡峰有言：膈乃神思间病。即是推之，子当减思虑，断色欲，薄滋味，绝妄想，俾神思清净，然后服药有功，不然，世无大丹，而草根木石何足恃哉！子既远来，予敢不以肝膈相照，兹酌一方颇妥，归即制服，但毋轻示人，恐见未精者，妄为加减，乃败事矣。慎之，慎之！臧曰：谨如教。其方用桂府滑石六两，炙甘草一两，真北白芥子、萝卜子、射干、连翘子各一两半，辰砂五钱，以竹茹四两煎汤，打馒头糊为丸，绿豆大，每食后及夜，用灯心汤送下一钱半，一日三服，终剂而病如失。（《孙文垣医案》卷五）

【点评】《难经》言："望而知之谓之神。"文垣杏林巧手，见臧某面色苍黑，但目中神炯炯不眊，知其乃心机深重之人，虽病日久，千里求医，心智之坚可见也，生机犹存！再以脉诊参之，断为谋而不决、忧思成痰，乃至膈症。所以，孙氏辨证求因，审因论治，先让其减思虑，断色欲,正本清源。臧某膈症日久,肌肉渐瘦,脾胃损伤可见一斑。虽未明言,但以理度之,恐其无法承受汤液之力,故以丸药缓缓图之。丸中以白芥子、萝卜子、射干、竹茹理气化痰,并以连翘、辰砂清其心膈邪火,再合六一散引痰热之邪从小便而出,并每日以灯心汤为引,使胸膈之痰热徐徐消之于无形,故而剂终病愈。用药之妙,实属罕见,需仔细品味。

膈气危症用缓治法得愈案

悤旭乃室,病膈气二十余日,饮粒全不入口。延余诊时,尺脉已绝而不至矣。询其二便,自病起至今,从未一通,止是一味痰沫上涌,厌厌待尽,无法以处。邑庠[1]有施姓者,善决生死,谓其脉已离根,顷刻当坏。余曰:不然,《脉经》明有开活一款云,上部有脉,下部无脉,其人当吐不吐者死。是吐则未必死也,但得天气下降,则地道自通。故此症倍宜治中,以气高不返,中无开阖,因成危候。待吾以法缓缓治之,自然逐日见效,于是始独任以观验否。乃遂变旋覆代赭成法,而用其意,不泥其方。缘女病至尺脉全无,则莫可验其受孕,万一有而不求,以赭石、干姜辈伤之,呼吸立断矣,姑阙疑。以赤石脂易赭石,煨姜易干姜,用六君子汤加旋覆花,煎调服下,呕即稍定。其岳父见用人参,以为劫病而致憾。余曰:无恐也,治此不愈,愿以三十金为罚;如愈,一文不取。乃全神照应,药必亲调,始与服之。三日后,渐渐不呕;又三日后,粥饮渐加,举家甚快。但病者全不大便,至是已月余矣。一则忧病之未除,再则忧食之不运,刻刻以通利为嘱。余曰:脏气久结,食饮入胃,每日止能透下肠中一二节,食饮积之既久,脏气自然通透,原议缓治,何得急图耶? 举家佥[2]以余为不情,每进诊脉,辄闻病者鼻息之扬,但未至发声相詈[3]耳。盖余以归、地润肠之药,恐滞膈而作呕;硝、黄通肠之药,恐伤胎而殒命。姑拂其请,坚持三五日,果气下肠通,而病全瘳矣! 病瘳而其家窃议曰:一便且不能通,曷

---

[1] 邑庠(yìxiáng):科举时代称县学为"邑庠"。

[2] 佥(qiān):全,都。

[3] 詈(lì):骂,责骂。

贵于医耶？月余腹中之孕果渐形著。又议曰：一孕且不能知，安所称高耶？吁嗟！余之设诚而行，以全人夫妻子母，而反以得谤也，岂有他哉！惟余得谤，当世之所谓医者，然后乃得名耳！

胡卣臣先生曰：议病入理之深，自然入俗之浅，如中无开阖之语，及脏气逐日渐通之语，岂堪向寻常索解耶！（《寓意草》）

【点评】喻嘉言是清初三大名医之一，《寓意草》为其代表作，载有喻氏医话、医案60余则，病种多样，审证用药，治多奇中，议论纵横，创"议病式"医案格式。案中邝旭乃室患膈气病危症，饮食不如、二便不通、呕吐痰沫、气脉已绝为其临床表现。本县施姓医者，诊其脉已离根，认为病情危重，顷刻当坏。喻氏善治危证，力挽误治，认为患者上部有脉，下部无脉，其人当吐不吐者死，目前有呕吐则未必死也，患者病机为脾胃升降开阖失司，有升无降，形成危候，治疗宜重补脾胃，开阖升降，本宜急治，但喻氏缓以图之，师古不泥古，变仲景旋覆代赭汤方，因恐患者受孕害胎，故赤石脂易赭石，煨姜易干姜，并六君子汤加旋覆花组成，最终药到病全瘳矣。用药过程中，先后遭病家质疑，但喻氏赤诚济世，不图名利，一心赴救之大医精诚之心，是为苍生大医之楷模。

噎膈危症再生验案

倪庆云病膈气十四日，粒米不入咽，始吐清水，次吐绿水，次吐黑水，次吐臭水，呼吸将绝，医已歇手。余适诊之，许以可救，渠家不信。余曰：尽今一昼夜，先服理中汤六剂，不令其绝，来早转方，一剂全安。渠家曰：病已至此，滴水不能入喉，安能服药六剂乎？余曰：但得此等甘温入口，必喜而再服，不须过虑。渠诸子或庠或弁[①]，亦知理折，佥曰：既有妙方，何不即投见效，必先与理中，然后乃用此，何意耶？余曰：《金匮》有云，病人噫气不除者，旋覆代赭石汤主之。吾于此病分别用之者有二道：一者以黑水为胃底之水，臭水为肠中之水，此水且出，则胃中之津液久已不存，不敢用半夏以燥其胃也；一者以将绝之气，止存一系，以代赭坠之，恐其立断，必先以理

---

① 弁（biàn）：古时武官所戴的皮帽，后专指低级武官。

中分理阴阳，俾气易于降下，然后代赭得以建奇奏绩。一时之深心，即同千古之已试，何必更疑？及简仲景方，见方中止用煨姜而不用干姜。又谓干姜比半夏更燥，而不敢用。余曰：尊人所噎者，下焦之气也；所呕者，肠中之水也。阴乘阳位，加以日久不食，诸多蛔虫，必上居膈间，非干姜之辣，则蛔虫不下转，而上气亦必不下转，妙处正在此，君曷可泥哉！诸子私谓，言有大而非夸者，此公颇似。姑进是药，观其验否。进后果再索药，三剂后病者能言，云内气稍接，但恐太急，俟天明再服，后且转方为妥。至次早，未及服药，复请前医参酌，众医交口极沮①，渠家并后三剂不肯服矣。余持前药一盏，勉令服之，曰：吾即于众医前，立地转方，顷刻见效，再有何说！乃用旋覆花一味煎汤，调代赭石末二茶匙与之。才一入口，病者曰：好药，吾气已转入丹田矣！但恐此药难得。余曰：易耳。病者十四日衣不解带，目不交睫，惫甚，因图脱衣安寝。冷气一触复呕，与前药立止，思粥，令食半盏。渠饥甚，竟食二盏，少顷已食六盏。复呕，与前药立止，又因动怒，以物击婢，复呕，与前药立止，已后不复呕。但困倦之极，服补药二十剂，丸药一斤，将息二月，始能远出，方悔从前少服理中二剂耳。

胡卣臣先生曰：旋覆代赭一方，案中屡建奇绩，但医家未肯信用，熟读前后诸案，自了无疑惑矣！（《寓意草》）

【点评】此患者噎膈重症，半月水谷未进，群医束手。喻氏精于《伤寒论》，断为旋覆代赭汤证。旋覆代赭汤出自《伤寒论》"伤寒发汗，若吐若下，解后心下痞鞕，噫气不除者，旋覆代赭汤主之"。方中以旋覆花为君药，"诸花皆升，旋覆独降"，能下气消痰，降逆止噫；代赭石质重而沉降、平冲降逆，生姜温中止呕，半夏祛痰散结、降逆和胃，并为臣药，人参、炙甘草、大枣益脾胃，补气虚，为佐使之用。然患者中焦脾胃虚极，恐不任赭石之重坠，故先以理中汤六剂挽救中州。方中干姜温运中焦以散寒，人参补气健脾、滋养胃阴，白术健脾燥湿以促脾阳，使以炙甘草调和诸药，而兼补脾和中，中焦得复，再进旋覆代赭汤。药证相合，步步为营，故能药一入口，自觉气转入丹田之感，效如桴鼓。

---

① 沮：阻止。

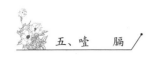

人参五灵脂配伍治噎膈案

张孟端夫人噎症

邑侯张孟端夫人，忧愤交乘，食下辄噎，胸中隐隐痛。余曰：阳脉滑而阴脉搏，痰血互凝之象也。以二陈汤加归尾、桃仁、郁金、五灵脂，四剂未效。因思五灵脂与人参同剂，善于浚血，即前方入人参二钱，倍用五灵脂。再剂而血从大便出，十剂而噎止，一月而愈。（《里中医案》）

【点评】本案取自明代李中梓《里中医案》，该书摘其朱紫易淆者，聊录一二，以传后世，对临床治疗疑似之证多有指导意义。案中患者为噎膈病，吞咽哽噎、胸中隐痛、阳脉滑而阴脉搏为主要临床表现，辨证为痰瘀互结之象。方中二陈汤理气化痰，归尾、桃仁、郁金、五灵脂活血化瘀，方证对应，但是用药四剂未效。李氏认为，人参、五灵脂配伍善于活血化瘀，遂方中加入人参后，竟瘀血得出而噎止矣。人参、五灵脂属于中药"十九畏"配伍禁忌，最早见于明代刘纯《医经小学》。人参配五灵脂，多用于久病多虚多瘀，既虚且瘀。人参得五灵脂补而不滞，五灵脂得人参攻不伤正，二药配伍，正如吴仪洛《本草从新》所云"因相恶而效更奇"。可见李氏不囿于成规，敢于突破创新，实为医者之典范。

生鹅血治噎膈案

张路玉曰：王御九仲君，因惊恐受病，时方晚膳，即兀兀欲吐而不得出，遂绝粒不食，而起居自如。向后醇酒膏粱，略无阻碍，惟谷气毫不可犯，犯之辄吐。医不知为何病，补泻杂陈，牛黄、狗宝、虎肚^①、猫胞，总无一验。数月来，湿面亦得相安。延及八月，偶遇一人，谓言此病非药可除，令用生鹅血乘热饮之，一服便安。此虽未见方书，生鹅血能化坚癖，见江案心脾痛门。揆之于理，谅无妨碍。一阳之夜，遂宰一鹅取血热饮，下咽汨汨有声，忍之再三，少顷呕出瘀血升许，中有血块数枚，是夜小试稀糜^②竟不吐。其后渐能用饭从少至多，不借汤药而安。此即血膈症。（《续名医类案》卷十四《膈》）

---

① 虎肚：猫科动物虎的胃，现为禁用品。

② 糜（mí）：粥。

【点评】《本草从新》载："鹅血，愈噎膈反胃。"《本草求原》曰："苍鹅血，治噎膈反胃；白鹅血，能吐胸腹诸虫血积。"《本经逢原》载："鹅……血能涌吐胃中瘀结，开血膈吐逆，食不得入，乘热恣饮，即能呕出病根。"总之，中医认为鹅血具有解毒消肿、活血祛瘀功效，多用于治疗噎膈反胃，现代多用于食管癌的治疗。

火逆冲上食入即呕案

吾宗德吾翁年七十五，多郁而喜饮，夏间时呕随愈，初秋感寒复作，服辛燥少愈。季秋复感寒遂大作，凡食即呕，日呕涎沫数盆，汤饮不下者几十日，前医一以二陈、姜、桂，转服转剧，计所呕不下担石矣。脉之洪大搏指，面额作赭石色。《经》曰：诸逆冲上，皆属于火。又素性速，故食入即呕也。与重剂杞、地、沙参、麦冬、米仁，入川连三四分，一剂知，二剂减。问荸荠可食否？曰：可。顿食斤许又减，遂不服药。半月后复作轻，令以前方重加熟地而痊。或问老人阳气衰微，君常与黄连，得毋过乎？曰：老人阳虚，出自何说？乃默然。（《续名医类案》）

【点评】《脉要精微论》曰："色合五行，脉合阴阳。"本案医者认为，患者脉之洪大搏指为阳脉，面额作赭石色为火色，知其非为寒证，乃火热证内盛无疑。正如《经》曰：诸逆冲上，皆属于火。故断为呕吐不止为火热所致。故治疗处以清热养阴之品，一剂知，二剂减。但方中黄连，有些医家囿于老人阳气衰微而不敢用，实为抱令守律，不知变通，可不叹哉。

寒气上逆噎膈案

治临川县一都黄家街黄锦祥噎膈案一百十一

岁嘉庆戊午季冬，临川县黄家街黄锦祥，素好烧酒，朝夕不绝，常有食入即吐不纳之症，但未若是之甚，及至噎益见剧，滴水不入，如是者已七日矣。父子因医所治不效，始召余诊。余谓噎膈之症，所因甚多，当随所见病症及脉，细审方知。当问身有别恙否？渠曰：无有。但云谷食到喉，半粒不入，并心之下觉有冷气筑筑，欲吐。又问精神现在是否如故？渠曰：略减。并察其脉左手微弦而软，右手

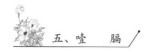

弦而有力。余曰：此属寒气上逆噎膈症也。当用旋覆花一钱，代赭石一钱，木香五分，川朴二钱，半夏二钱，砂仁一钱，茯苓一钱，生姜二钱，川椒一钱，嘱即服此二剂再诊。越一日，其子告服一剂而食即纳，再服一剂而噎全愈而安。但此饮食不节，或值冬寒而好烧酒，或值暑热而好卧地，及食西瓜，则其症即复。果尔病愈半载，因服西瓜而病复作，仍服前药数剂而安，今竟无事。

噎膈之病，在初症已见有，何至竟无可医？惟嫌口腹不慎，性喦急效，朝夕更医，不就脉症究其的实因由，将方妄试者之为害耳。若竟谓此难医。余之妻舅姓罗字元动，已患是症数年，时起时止，何至见有噎七不噎八之说？自记。（《锦芳太史医案求真初编》）

【点评】《锦芳太史医案求真初编》为清代黄宫绣（锦芳）撰。本书是黄氏八十高龄之际，由其子和门人将黄氏毕生治疗经验"与世诸医绝不相侔者逐一摘而集之"成书。盖噎膈之病机多为津枯血燥，气郁、痰阻、血瘀互结而成，此案必是患者素体脾胃虚寒，心下冷气，因嗜食白酒辛热之物，过饮则伤津耗血，形成痰气交阻、寒气上逆证。黄氏遣方仿仲景旋覆代赭汤，酌加川椒暖中，方证相应，一剂知，二剂已，效如桴鼓。

失偶悲哀过度随食随吐案

失偶悲哀过度，致郁结渐不能食，随食随吐，大小便闭，宜急下之。
大黄三钱，酒蒸　当归身三钱　缩砂仁一钱　陈皮一钱　桃仁十枚，去皮尖

水同煎服。（《南雅堂医案》）

【点评】此案伤于悲哀过度，以致肝郁血瘀，脾伤气结而成，故随食随吐、大小便闭，即如《素问·通评虚实论》所载"隔塞闭绝，上下不通，则暴忧之病也"。此为急重症。陈氏法宗仲景，提出治宜急下之。观其处方，大黄、桃仁为逐瘀之药，归身补养营血，砂仁、陈皮功擅行气，取气行则血行之意。

胃阴不足致成噎膈案

赵氏有胃阴不足，致成噎膈之说。缘人身脏腑，以肾为胃之关，

关门不利,升降乃息。关即气交之中,天之枢也,故肾水旺则胃阴足,胃阴足则食自能下,兹姑仍其法。

熟地黄六钱　陈萸肉二钱　怀山药三钱　粉丹皮二钱　白茯苓三钱　泽泻一钱

水同煎服。(《南雅堂医案》)

【点评】赵献可"胃阴不足、致成噎膈"之说源自其命门学说,真水枯竭必真火上炎,以致胃阴灼伤,升降失常。治疗上则补水配火,以六味丸为治,促使阴阳自和、升降相宜。噎膈急时不可用,缓时则可以此法为根本治法。但噎膈属四大顽症,病机复杂,临证当明辨病机,辨证论治,绝非一味用养阴之法。

养胃阴治噎膈案

噎膈之症,由胃中津液消乏,无以灌溉,宜先养胃阴为主。胃阴上济,则贲门宽展,而饮食自进;胃阴下达,则幽门阑门无所阻格,而二便自通,用六味加减法。

大熟地三钱　生地三钱　陈萸肉二钱　怀山药三钱　当归身二钱枸杞子二钱　甘草八分

水同煎服。(《南雅堂医案》)

【点评】《医学心悟》载:"凡噎膈症,不出胃脘干槁四字。"究噎膈之病机,胃中津液消乏,恒多见之。盖肾之水属阴,胃中阴液必赖肾水以滋之,故用六味地黄汤加减,意即在此。唯案中仅述理论,缺乏症状,是其不足之处。

气痰交结致噎膈反胃案

六旬有三,精气已衰,劳烦奔走,真阳愈伤,致气结,食入脘痛,痰涎涌逆,乃噎膈反胃之渐,宜节劳静摄,免反复增剧,议方列后。

法半夏三钱　川连二钱　枳实八分　白茯苓三钱　陈皮一钱　黑山栀二钱　姜汁半盏,冲　竹沥一盏,冲　(《南雅堂医案》)

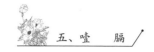

【点评】《济生方》有载"阳气先结,阴气后乱,阴阳不和,脏腑生病,结于胸膈,则成膈气,流于咽嗌,则成五噎",并提出调顺阴阳、化痰下气的治法,对此案颇有启发。此例阳气已衰,气、痰交结,以致中焦胃脘阻隔,故气结以黑山栀、枳实解郁下气为治,痰结以法半夏、茯苓、陈皮、竹沥、姜汁化痰降逆为治,而川连一味善清中焦湿热,并可防气郁化火之虞。此证程度尚轻,及时调治,预后尚可。

积劳太过致噎膈便闭案

年及花甲,平素积劳太过,阳气渐衰,浊瘀凝阻,脘中常隐隐作痛,恐成噎膈便闭之证。

法半夏二钱　瓜蒌皮三钱　桃仁一钱,去皮尖　红花二钱　延胡索一钱五分　川楝子一钱五分　橘红一钱　广郁金一钱

水同煎服。(《南雅堂医案》)

【点评】《医学衷中参西录》载:"盖此证无论何因,其贲门积有瘀血者十之七八。"此例为气、痰、瘀交结所致。徐灵胎有言:"其未成者,用消瘀去痰降气之药,或可望其通利。"故治重活血化瘀,以桃仁配伍红花为用,桃仁可行血中之气滞,并有润肠通便之功;痰者,脾为生痰之源、肺为贮痰之器,治当化上焦之痰、运中焦之气,故以法半夏、瓜蒌皮、橘红为用,且瓜蒌皮清热化痰,橘红温化寒痰,即寒热并治;至于气结者,投以郁金、川楝子以行气解郁,并有助其活血化瘀之效;延胡索一味,则主治脘中隐隐作痛之症。

噎膈旦食不能暮食案

阳气大伤,阴浊僭踞,旦食不能暮食,周身掣痛,背胀,脉沉微,此症甚为棘手,恐难骤愈。

人参二钱　附子一钱,泡　干姜一钱　泽泻二钱　白茯苓三钱

水同煎服。(《南雅堂医案》)

【点评】此案所论为病至晚期、阳气衰败,脉沉微是其征也。《伤寒论》有载"少阴病,脉微,不可发汗,亡阳故也","少阴病,脉沉者,急温之,宜四逆汤",故径投附子、干姜以温补脾肾;《景岳全书》有载

"凡治噎膈,大法当以脾肾为主",故再合人参以增其扶持元气之功;茯苓、泽泻之用甚妙,以其导阴浊下泄也。

食入脘痛格拒必吐清涎案

色苍,眼筋红黄,脉弦兼小涩,食入脘痛格拒,必吐清涎,然后再纳。是郁怒所伤,少火变为壮火,因之气滞痰阻,清阳莫得展舒,脘管窄隘,难容食物。噎膈之症,由来者渐,法宜利痰清膈,切忌香燥劫津,苦以降之,辛以通之,庶为合法,拟方开列于后。

杏仁三钱,去皮尖　川黄连二钱　制半夏二钱　桔梗二钱　瓜蒌皮三钱　橘红二钱　竹沥一盏　姜汁两匙

水同煎服。(《南雅堂医案》)

【点评】《临证医案指南》载:"气滞痰聚日拥,清阳莫展,脘管窄隘,不能食物,噎膈渐至矣。"即点明气郁、痰凝、阳气不展为噎膈进展的重要病机。处方所用药味,具有清热化痰、宣肺利气之作用,乃取苦以降之、辛以通之之意。此等治法用于噎膈,实属鲜见,可备一格。

噎膈致关格重症案

气逆上吐下结,饮食不得入,便溺不得出,腹痛,按之略减,脉涩而伏。探求病原,由乎肾气之衰,胃为肾之关,今肾气不能上达,则胃关不开,安能容纳食物?肾主二便,膀胱气化,亦肾气化之也,肾气不通,便溺何由而出?上下开阖之机,全在于肾,法宜大补肾中水火两脏,庶克有济,拟方列后。

大熟地六钱　白茯苓四钱　怀山药四钱　人参一钱　麦门冬三钱,不去心　白术三钱　牛膝一钱　车前子一钱　五味子八分　肉桂八分

水同煎服。(《南雅堂医案》)

【点评】《景岳全书》载:"凡治噎膈,大法当以脾肾为主。盖脾主运化,而脾之大络布于胸膈;肾主津液,而肾之气化主乎二阴。"本例病位在肾与胃,而病原"由乎肾气之衰",故处方以肾气丸合生脉饮化裁,旨在补肾中之水火,济欲脱之气阴,希冀挽狂澜于既倒,救危疾于顷刻。

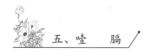

病类噎膈奇证案

噎隔一病，古人论之甚详，尚有似隔非隔之证，犹未言及。文兄令堂，年届四旬，病经数月。初时不能食饭，后并米饮俱不能咽，强之即吐，隔证无疑。然每日尚可啖干面粿①数枚。思古人论隔证，不出胃脘枯槁四字，又称阳气结于上，阴液衰于下。今既不能食饭，何独能食面，且饮汤即吐，干食反安，理殊不解。与逍遥散，数服不应。考《张氏医通》有饮鹅血法，行之又不验，更医多方图治，亦不效，因劝勿药。两载后可食面汤，并精猪肉。今十余年，肌肉不瘦，起居如常，亦奇证也。（《杏轩医案》）

【点评】此案乃不药而愈之典范。《汉书·艺文志》云："及失其宜者，以热益热，以寒增寒，精气内伤，不见于外，是所独失也。故谚曰：有病不治，常得中医。"人的身体，本就具有强大的自我修复能力，对于某些自限性疾病，往往只需要"食饮有节，起居有常，不妄作劳"即可以自我恢复。然而史上庸医误治失治却比比皆是，从《伤寒论》条文里看，就有大量因为失治误治的变证，正所谓"庸医杀人不用刀"。为医者怎可不慎之又慎。

食入作噎气痰作阻案

食入作噎，气痰作阻，前后心痛，已延三载有余。现粥已难下，三阳结为之膈。拟补阴益气加味。

补阴益气煎加辽五味、枇杷叶。

恙原已载，前方进补阴益气，噎阻虽开，仍防旋闭，既有效机，原法出入。

前方去党参，加枳实、花麦冬。

服药关津已利，前后心痛亦愈，以丸代煎，以免复萌。

补阴益气煎加孩儿参、半夏粉、炒枳实、北五味、枇杷叶、荸荠粉，红糖为丸。（《王九峰医案·膈症》）

【点评】噎膈之病，多为阴血耗伤所致。《黄帝内经》云："三阳结

---

① 粿（guǒ）：用米粉等制成的食品。

谓之隔。"朱丹溪在《脉因证治》中指出"血液俱耗，胃脘亦槁"，并提出润养精血、降火散结之大法。此案噎膈年深日久，然病机不外"阴虚火旺痰结"。补阴益气煎方出《景岳全书》，原书云："此补中益气汤之变方也。治劳倦伤阴，精不化气，或阴虚内乏，以致外感不解，寒热疟疟，阴虚便结不通等证。凡属阴气不足而虚邪外侵者，用此升散，无不神效。"方以党参补精气，当归活血润燥，山药滋阴补气，熟地大补一身阴水，陈皮、升麻、柴胡理气升阳，甘草、五味子酸甘化阴，枇杷叶化痰。二诊时，患者膈阻已开，恐党参壅滞之弊，故去党参，加枳实、麦冬增加滋阴行气之力。最后以丸药收功。临证用药，随证加减，处方平正，可资一读。

丧子悲伤纳食呕噎案

陈　丧子悲伤，气逆发厥，左脉沉数不利，是肝之气郁，血少不泽也。右关及寸滑搏，为痰为火，肺胃之气失降，肝木之火上逆，将水谷津液蒸酿为痰，阻塞气道，故咽喉胸膈若有阻碍，纳食有时呕噎也。夫五志过极，多从火化，哭泣无泪，目涩昏花，皆属阳亢而阴不上承。目前治法，不外顺气降火，复入清金平木。

苏子　茯苓　半夏　枳实　杏仁　川贝　竹茹　沙参　橘红麦冬　海蜇　荸荠

此方系四七、温胆、麦冬三汤加减，降气化痰，生津和胃。病起肝及肺胃，当从肺肝胃为主。(《王旭高临证医案》)

【点评】案末几句，实属点睛之笔。病起肝及肺胃，当从肺肝胃为主。故王氏予四七汤行气解郁、降逆化痰，温胆汤理气化痰、清胆和胃，沙参麦冬汤清热养阴，共奏行气解郁、降逆化痰、清热养阴之效。方中海蜇(海蜇)为血肉有情之品。清代王孟英《归砚录》称："海蜇，妙药也，宣气化瘀，消痰行食，而不伤正气。"奈何今日只见于食品，而非入药也，叹哉!

咽噎碍食食入即吐案

赵　气水郁结成痰，咽噎碍食，食入辄呕清水米粒，病在胃之上脘。降气化痰之药，须择不燥者为宜。

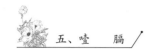

瓜蒌仁　半夏曲　川贝　橘红　丁香　蛤壳青黛三分同研，包
白蜜　枇杷叶　竹茹　芦根　生姜汁冲服

复诊　诸逆冲上，皆属于火。食入即吐，是有火也。

川连　半夏　苏梗　制大黄　竹茹　枇杷叶

渊按：《内经》病机十九条，都有不尽然者。注者不敢违背，随文敷衍，贻
误后学。其实是是非非，明眼自能别白。即如诸逆冲上之证，不属于火者甚
多，未可一概论也。读经者知之。（《王旭高临证医案》）

【点评】此案，初诊以膈症之根在胃之上脘，故王氏治以降气化痰，
须择不燥者，是恐燥助痰火也。半夏用曲，一者降逆化痰，一者消食和胃；
瓜蒌仁、川贝、竹茹、芦根皆甘寒之品而不燥；枇杷叶苦平，和胃降逆，亦
不燥；纵有橘红、丁香辛燥之品，有白蜜甘润之品缓之，亦不燥；生姜汁化
痰而降逆气，青黛苦寒，合海蛤壳以成清热化痰之功。二诊因痰火亢盛，
食入即吐，遂立清泻火热，佐以化痰之法。川连苦寒以泻痰火；大黄用制
者，是减其泻下之力，而增其清化湿热之功；竹茹甘寒，清热化痰；半夏一
者以降阳明上逆之气而止吐，一者以燥湿化痰以治膈症之根；苏梗、枇杷
叶疏理气机以降利中焦之逆气。此案痰火凝结，王氏故以清热化痰治之，
谨遵经旨，用药精当。尤其值得一读的是，"渊按"对《黄帝内经》病机
十九条的议论，洵为"学古不泥古"的金玉良言，可作为座右之铭。

温通阳气治膈症案

盛　气郁痰凝，胸中失旷，背寒脊痛，纳少哽噎，甚则吐出。膈
症之根。

旋覆花　桂枝　瓜蒌皮　杏仁　竹茹　代赭石　薤白头　半夏
茯苓

复诊　诸恙仍然，痰稍易出。

桂枝　瓜蒌皮　干姜　薤白头　陈皮　杏仁　旋覆花　生鹿角
竹茹　枇杷叶

三诊　服温通阳气之药，呕出寒痰甚多，未始不美，惟纳食哽噎
之势未除。仍以温通，再观动静。

川熟附　桂枝　薤白头　半夏　陈皮　杏仁　桃仁　瓜蒌仁　姜汁　韭菜根汁

四诊　上焦吐者从乎气，中焦吐者因乎积。此纳食哽噎，少顷则吐出数口，且多清水黏痰，是有痰积在中焦也。然究属膈症之根。

川熟附　半夏　瓦楞子　陈皮　苏子　莱菔子　旋覆花　白芥子　桃仁　荜茇　（《王旭高临证医案》）

【点评】此案王氏初诊立温通胸阳之法，以桂枝、薤白头之辛温祛寒通气，合瓜蒌皮、半夏则仿仲景瓜蒌薤白半夏汤之意，意在祛除胸中之寒痰，以治膈之根；以旋覆花、代赭石降其逆气，是为治标之设。又诊则加干姜、生鹿角以增强其温通阳气之功。三诊以川熟附易生鹿角，继续温通。四诊则辨寒痰积于中焦，着重增强温补中焦之力，于是仍用川熟附以温阳；另加荜茇一味，《本草蒙筌》谓其"味辛，气大温……消宿食下气，除胃冷温中"，此处用之以温暖中焦甚宜；苏子、莱菔子、白芥子三子合用，降逆气又祛痰；陈皮理气化痰。如此温化寒痰，膈症之根可除。案谓"上焦吐者从乎气，中焦吐者从乎积"，乃阅历有得之言，不可轻易读过。

噎膈虚劳案

王　左尺独大，肾液不充，肾阳不安其位，尺脉以大为虚，《经》所谓阴衰于下者是也。右手三部俱弦，食入则痛，《经》所谓阳结于上者是也。有阴衰而累及阳结者，有阳结而累及阴衰者。此证形体长大，五官俱露，木火通明之象。凡木火太旺者，其阴必素虚，古所谓瘦人多火，又所谓瘦人之病，虑虚其阴。凡噎症治法，必究阴衰阳结，何者为先，何者为后，何者为轻，何者为重？此症既系阴虚为本，阳结为标，何得妄投大黄十剂之多？虽一时暂通阳结，其如阴虚而愈虚，何业医者岂不知数下亡阴乎？且云歧子九法，大半皆攻，喻嘉言痛论其非，医者岂未之见耶？愚谓因怒停食，名之食膈，或可一时暂用，亦不得恃行数用。今议五汁饮果实之甘寒，牛乳血肉之变化，降胃阴以和阳结治其标，大用专翕大生膏峻补肝肾之阴，以救阴衰治其本，再能痛戒恼怒，善保太和，犹可望愈。

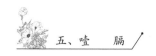

真大生地四斤　　人参四斤　　杭白芍四斤　　清提麦冬四斤　　阿胶四斤
蔡龟胶四斤　　山萸肉二斤　　鳖甲四斤　　芡实二斤　　沙苑蒺藜四斤　　海
参四斤　　鲍鱼四斤　　猪脊髓一斤　　羊腰子三十二对　　鸡子黄六十四个　　云
苓块四斤　　乌骨鸡一对　　牡蛎四斤　　莲子四斤　　桂圆肉二斤　　白蜜四斤
取尽汁，久火煎炼成膏。(《吴鞠通医案》)

【点评】吴鞠通一代温病宗师，对于外感温病可谓集大成者。然其治疗内伤杂病如噎膈等，亦有独到之法。吴氏此案条分缕析，引经据典，从评论中可知，患者之前曾用大黄等寒凉之重剂攻下十余次，犯了"虚虚实实"之大忌，元气必然大伤。此时当峻补肝肾之阴，实其根本，乃图挽救。处方时，吴氏用了大量"血肉有情之品"，并以膏剂形式使其服用，避免脾胃过于虚弱，虚不受补。此案体现了吴氏治疗内伤的特色，可资借鉴。又，案谓"古所谓瘦人多火，又所谓瘦人之病，虑虚其阴"，是典型的辨体辨证相结合的案例，发人深省。

噎膈药随证转验案

吴发明　得噎食病，咽喉阻塞，胸膈窄紧，每饭必呕痰水，带食而出，呕尽方安，遍尝诸药，竟无一效，粒米未入者月余。审其形气色脉，知为痰火素盛，加以七情郁结，扰动五志之阳，纠合而成斯疾，疏与四七汤合四磨饮而安。盖察其形瘦性躁，色赤脉滑，且舌傍虽红，而白苔涎沫，如粉堆积其中也。次年复发，自以前方再服不应，余以四七汤除半夏加石斛、桑叶、丹皮、蒌皮，数剂复安。盖察其脉虽滑而带数，且唇燥舌赤，故取轻清之味，以散上焦火郁也。越年又发，又将旧方服之，病益加甚，余于五磨饮中用槟榔、乌药加白芍，七气汤中用厚朴、苏梗，加入旋覆花、郁金、橘红、淡豉、山栀治之，二剂而安。盖察其脉来浮滑，加以嘈杂胸痞，知其胃之上脘，必有陈腐之气与火交结也。后因七情不戒，饮食不节，药饵不当，调理不善，逾年仍发，自与知医者相商，谓余之治无非此意，遂将连年诸方加减凑合服之，愈服愈殆，余又用苏子、芥子、莱菔子、巨胜子、火麻仁播浆取汁，合四磨饮服之顿安。盖察其脉转涩，而舌心燥粉堆积，加以气壅便秘也。吴问曰：世云古方难以治今病，谓今病必须今方，今以今方今病，且本症本人，而取效不再者，其故何哉？余曰：本症虽同，兼症则异，此正谓景因时变，情随物迁耳。夫药犹兵也，方犹阵也，务在识机观变，因地制宜，相时取用，乘势而举，方乃有功。若不识地势，不知时宜，敢任战伐之权哉？吴恍然曰：若是，真所谓胶柱不可鼓瑟，按图不可索骥矣。因请立案，以为检方治病之鉴。

四七汤《局方》　亦名七气汤。以四味治七情也。

人参　官桂　半夏　甘草　姜

七气汤　《三因》亦名四七汤。

半夏　厚朴　茯苓　苏叶　姜　枣

四磨饮　一方人参易枳壳，一方去人参加枳实、木香，白酒磨服，名五磨饮子，治暴怒卒死，名曰气厥。

人参　槟榔　沉香　乌药

等分，浓磨煎三四沸，温服。（《得心集医案》）

【点评】历代医者多有"古方今病不相能也"之谓，实乃临证未求本之故也。观患者之噎膈，病虽同而兼症不同，故当同病异治，方随症转，终获痊愈。谢映庐因而示人临证治法，当"景因时变，情随物迁"，而不可胶柱鼓瑟，按图索骥。谢氏深谙岐黄之道，善于探求病机，尊古而不泥古，临床辨证，整体合参，不执着于一端，此案堪称中医辨证论治的典范。

噎膈证因脉治并预后吉凶阐析案

吴敬伦先生　年近六旬，得噎食病，每食胃中病呕，痰饮上泛，欲吐甚艰，呕尽稍适，久投香砂六君、丁蔻、理中等药，毫无一效，计病已五阅月矣。诸医辞治，肌肤削极，自分必毙，其嗣君姑延一诊，欲决逝期。诊得脉无紧涩，且喜浮滑，大肠不结，所解亦顺，但苦吞吐维艰，咽喉如有物阻，胸膈似觉不开。因谓之曰：此症十分可治。古云：上病过中，下病过中，皆难治。今君之病，原属于上，数月以来，病犹在上，故可治耳。以四七汤合四磨饮，一服而胸膈觉开，再服而咽嗌稍利，始以米汤，继以稀粥，渐以浓粥，进十余剂，始得纳

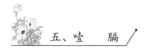

谷如常，随以逍遥散间服六君子汤，调理两月，形容精彩视素日而益加焉。门人疑而问曰：自古风劳蛊膈四大重症，法所不治，而吴翁噎病，先生一视，极言可治，用药不奇而取效甚捷，何也？答曰：昔先君尝诲余曰，人身有七门，唇飞门，齿户门，喉间会厌曰吸门，胃之上口曰贲门，胃之下口曰幽门，大小肠之会口曰阑门，肛肠之下曰魄门。凡人纳谷，自飞门而入，必由魄门而出。原噎食一症，始则喉间阻塞，继则胸膈不舒，涎食涌吐而出，推其原，多由七情气结，或酒色阴伤，或寒热拒隔，或蛔虫贯咽，或凝痰死血，或过饮热酒，虽所因不一，而见症则同，以贲门上至飞门俱病矣。由是津液日涸，肠胃无资，幽阑渐窄，粪结弹丸者势所必至。脉或弦数劲指，甚则紧涩坚搏，无非阴枯而阳结也。至此不究所因，而不治则一，以贲门下至魄门俱病矣。故善治者，必先乘其机、察其因，而调其上，务期速愈为工，倘贲门一废，虽有灵芝，亦难续命，而况庶草乎？此千古未发之旨，独先君悟彻病情，不以五脏六腑定安危，而以七门决生死，更分可治不可治之例，其亦神矣。今吴翁之病，喉间若塞，胸膈若闭，而脉来浮滑，大便甚快，是病尚在贲门之界，故许其可治。余乘机投以辛温流利，舒气降逆，则阴阳自为升降，七门运用如常，亦先君乘机速治遗意也。至吞之不入，吐之不出，此七情气结，方书所称梅核症耳。张鸡峰先生云：噎症乃神思间病，惟内观善养者可治。（《得心集医案》）

【点评】此案细究噎膈之病因，或七情气结，或酒色阴伤，或寒热拒隔，或蛔虫贯咽，或凝痰死血，或过饮热酒，且将噎膈之病位定为"以贲门上至飞门俱病矣"。病机为"阴枯而阳结"。同时提出了噎膈治疗应"必先乘其机、察其因，而调其上"，并"务期速愈"为要点。谢氏进而指出，如果"贲门一废"，"虽有灵芝，亦难续命"的预后。该案中，谢氏首以七门决死生，分可治、不可治之列，实发千古未发之论。综观本案，证因脉治俱备，层层剖析精湛，令人叹为观止，对噎膈的辨治有重要的指导意义。

温胆汤加乌梅治上吐下秘案

傅光廷令堂　年逾七旬，时微发热，躁扰呻吟，大扇扇之，或可稍安，口渴饮汤，辄呕稠痰。医以发汗药治之，遂时热时汗，饮食药物，入口即吐，大便阻格。又以攻下药治之，仅得一解，仍然秘塞，面浮腹胀，胸紧气促，心烦口苦，日夜不寐，身软难支。有议下者，有议补者，其家惶惑无主，求正于余。诊其脉，流利平和，余曰：用补者，因其年老已经汗下也；用攻者，因其腹胀便秘也。究属见病治病，不察其因，不辨其症。其因者，内因、外因、不内外因是也；其症者，六淫、七情之属是也。夫其初起之际，时微发热，已非外感热甚可知，身可受扇，其骨蒸内热又可预拟，兼之先病呕吐，后加汗下之劫剂，宜乎困倦神昏，口淡无味，而心烦口苦日夜不寐者，知其肝胆相火上升也。又病缠日久，表里俱伤，脉宜细数短涩，今流利平和，其先天之厚可知。由是推之，其所以脉流利者，痰也；心烦口苦者，火也；胸紧呕吐者，痰也；腹胀便闭者，气也；发热受扇者，内热也；口渴饮汤者，痰逢冷则愈凝、遇汤则暂开也。合观诸证，显系内因七情之病，必因素有思虑郁结之情。盖思虑则火起于内，郁结则痰聚于中，而五志厥阴之火，早已与痰饮结为一家。夫火动则阳亢，痰聚则阴涸，乃病势所自然。今阳气结于上，所以呕吐不食；阴液衰于下，所以腹胀便秘。若误补，则阳愈亢；误攻，则阴愈涸。此定理也。然则治之当何如？余思病既由于七情郁结，痰火内生，下秘上吐，九窍已属不和。《经》曰：九窍不和，都属胃病。但胃属阳土，较治阴土不同，盖太阴脾土喜刚喜燥，阳明胃土宜柔宜和，故阳明无壅补之条，太阴有忌下之禁，此阴土阳土最紧疆界，世医不察者多。斯疾阴枯阳结，呕吐、便秘、发热、不寐，凡此皆阳明不和之本症，法当清胃和中。但久病阳气亦惫，是清胃又忌苦寒滞腻，老年阴精已竭，故和中尤非香散可施。惟有温胆汤可用，内加乌梅一味，取其和阴敛痰。一剂呕吐略止，稍能纳粥，大便亦通，腹胀顿减。再剂食已渐进，夜寐亦安。后以生津济阴药洋参、麦冬、石斛、葳蕤之属频进而痊。（《得心集医案》）

【点评】本案分析证因脉治犹如抽丝剥茧，娓娓道来，读来赏心悦目，受益匪浅。盖诊病者，不能"见病治病，不察其因，不辨其症"，而应脉症合参，分清"内因、外因、不内外因"，辨别"六淫、七情之属"。针对该年老患者之上吐下秘之"胃病"，点明清胃忌苦寒、和中非香散的临床

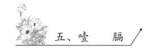
用药难点,选用温胆汤加乌梅方以清胃理气,和阴敛痰,其后以洋参、麦冬、石斛、葳蕤之属以生津济阴而获效。其"太阴脾土喜刚喜燥,阳明胃土宜柔宜和"之用药经验,对临床有重要指导意义,值得细细品味。

情志内伤致呕吐拒食案

聂镜章　呕吐拒食,时平时笃,已十载矣。今春丧子忧愁,病益日进,每食气阻格咽,翻拥而吐,甚至呕血数口,肌肉枯槁。众议劳伤噎食不治。余曰:非也。此人全因操劳性急,稍拂意必怒,怒则伤肝,所以日久欠明者,皆肝病也。至于每食气阻,乃肝木克土之象,此属七情中病,当以七情之药治之。仿古四磨饮以治气结,气结必血凝,以玄胡、郁金破宿而生新;久病实亦虚,以归、芍养肝而补血,合之成剂。气血交治,盖气病必及于血,血病必及于气。并嘱静养戒怒,竟以此方服至半月,告余曰:向者胸前觉有一块,今无之,何也? 余曰:木舒而郁散耳。服至月,食饮倍常,形体充盛,此则揆之以理,并因其人而药之之一验也。

附方:乌药　槟榔　枳壳　木香　沉香

上四味,浓磨汁,各一匙,冲入后药。

当归童便洗　白芍各三钱　郁金　延胡索各一钱五分

水煎,去滓,和入前汁同服。(《得心集医案》)

【点评】大抵七情所伤皆易致肝气郁结,横逆胸膈则烦闷、气阻,横逆脾胃则呕吐,甚者呕血,故治当行气降逆,并补血养肝以使相火归位。谢氏以四磨饮去人参加枳壳、木香之五磨饮子为主,方中乌药行气疏肝,沉香顺气降逆,槟榔行气化滞,木香行气和胃,枳壳行气和中,共奏行气降逆之功。然气为人身之宝,破气之品每易耗损正气,况病人为久病,谢氏也言"久病实亦虚",故加归、芍养肝补血。用延胡索、郁金者,意在破宿生新,俾使郁结之气散而正气不伤,诸证平而无遗患。仿四磨饮子磨汁冲服,亦有深意。《时方歌括》引王又原说:"四品气味俱厚,磨则取其味之全,煎则取气之达,气味齐到,效如桴鼓矣。"从现代视角而言,沉香、木香、乌药等均含挥发油成分,磨汁使有效成分不至于丢失,进而起到更好的治疗效果。

养阴生津散结化痰治噎膈案

左脉浮弦、右细，纳食则噎膈痛胀。年逾花甲，精液枯槁，兼之肝木乘胃，极宜内观静养，屏除家务为要。拟丹溪法。

西党参一钱半　白蜜一钱　鸡距子①二钱　牛乳一杯　法半夏一钱半　香梨汁一杯　藕汁一杯　生姜汁　韭菜汁用根白捣，一杯　（《徐养恬方案》）

【点评】左脉浮弦，肝木亢进也；右脉细，脾胃虚也。加之年逾花甲，精气枯槁，故治宗丹溪法养阴生津为主，兼以散结化痰。方以白蜜、梨汁、藕汁、牛乳养胃生津，生姜汁、枳椇子、半夏和胃降逆，韭菜汁活血行瘀。徐氏辨治精细，对噎膈之调护亦予以提醒，有一定临床价值。

肝郁伤阴延及于胃防成噎膈治案

肝郁伤阴，延及于胃。脉郁数带弦，舌苔据述常黄。年逾五旬，防成噎膈难调。

竹沥炒半夏　新会皮　牡蛎　赤苓　北沙参　旋覆花　麦冬肉橘叶　新绛　青葱管　（《徐养恬方案》）

【点评】新绛一味，历来多有争议，现多认为指茜草。其首见于《金匮要略》之旋覆花汤，共计2处条文，一为"肝着，其人常欲蹈其胸上，先未苦时，但欲饮热，旋覆花汤主之"，无处方；另一处为"寸口脉弦而大，弦则为减，大则为芤，减则为寒，芤则为虚，虚寒相搏，此名曰革，妇人则半产漏下，旋覆花汤主之。旋覆花汤方：旋覆花三两，葱十四茎，新绛少许。"梁代陶弘景称绛为茜草，新绛则为新刈之茜草。清代唐容川认为："惟新绛乃茜草所染，用以破血。"另有人认为，新绛应为代赭石。其理由是，在《伤寒论》中有旋覆代赭汤，以治疗"心下痞鞕，噫气不除"之证，功效降逆化痰、益气和胃，以新绛为代赭石者符合张仲景医理。还有人认为，山西省有绛县和新绛县，古称绛州。春秋时期，晋献公选址建都，因尧王故里城外三座土岭黄土层下皆为紫中带红的山

---

① 鸡距子：即枳椇子。

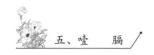

石,取名"绛"。故新绛就是新开采出来的绛色山石,即为代赭石。代赭石是山西代县所产赭石。另外,清代黄元御《长沙药解》中认为:"新绛……味平,入足厥阴肝经。行经脉而通瘀涩,敛血海而止崩漏。"虽未言明新绛为茜草或代赭石,但根据功效,可以考虑新绛为茜草。

土败木贼将成噎膈治案

纳谷痛胀,已经半载矣。脉弦搏,舌苔黄,噫气不除,时吐酸水。年老中虚,肝木从而肆逆,土败木贼,将成噎膈,难治。

旋覆花 茯苓 代赭石 炙草 制半夏 北沙参 麦冬肉 广皮 枳实 竹茹 (《徐养恬方案》)

【点评】《伤寒论》161 条:"伤寒发汗,若吐若下,解后心下痞鞭,噫气不除者,旋覆代赭汤主之。"噫气,即嗳气。《景岳全书·杂证谟·呃逆》谓:"噫者,饱食之息,即嗳气也。"此证为年老中虚,肝气横逆犯胃,胃气上逆。方以旋覆代赭汤为主下气消痰、降逆止噫;北沙参、麦冬益胃生津;陈皮、半夏、枳实、竹茹健脾疏肝,合之共成调和肝脾、降逆止噫之剂。

忧愁思虑纳谷欲噎案

脉细而迟,呕逆不能纳谷,食则少时吐出,大便或泄,腹中雷鸣切痛。此系脾胃虚寒,殊非易治。

制川附 茯苓 熟半夏 炙草 冬术 炮姜炭 党参 橘白(《徐养恬方案》)

【点评】噎膈是食不得入,多为阴虚有火;反胃是食入反出,多为阳虚有寒。徐氏此案当属反胃,系脾胃虚寒引致胃中无火,不能腐化食物,故食入吐出。脾胃虚寒不能温化,故见大便溏泄。寒性收引,故见腹中雷鸣切痛。其治当健脾散寒,方用附子理中汤合二陈汤,恰到好处。

抑郁伤肝气血瘀滞致噎膈治案

抑郁伤肝,肝气不舒,气血瘀滞,阴络阳络皆伤。书云:阳络伤,血从外溢;阴络伤,血从内溢。如吐苋菜水,大便黑色,皆瘀之变象也。久之脾胃大伤,命火亦弱。面色青黄,食入三四口后必吐,大便结燥,嗳饱频来。脉象弦细。症势若此,如仅视木侮土位,湿痰内困,浅矣。速当澄心息虑,加意调治,或可免血膈之患。

　　姜汁半夏三钱　淡干姜七分　旋覆花五钱　太子参三钱　云茯神三钱　福橘皮络各一钱五分　降香屑七分　白蜂蜜三钱

　　用长流水煎。(《寿石轩医案》)

　　【点评】抑郁伤肝,肝郁则血液不得畅行,气血瘀滞,阴络阳络皆伤,此噎膈之病机演变也。故当防血膈之患,宜平心静气,兼以健脾疏肝、降气化痰之品,加意调治。是知噎膈之治,情志因素需时刻考虑,临床不可忽视。

痰瘀互结渐成血膈治案

　　肝气犯胃、凌肺,瘀痰互结,流连支络,脘腹串痛,上至膺背,哕吐。脉象沉弦而滑。有血膈之渐。

　　川鹿角尖四分,磨水,冲服　云茯苓三钱　福橘皮络各七分　制半夏三钱　旋覆花二分五厘,布包　煅赭石三钱　薤白头三钱,洗　黄郁金一钱五分　紫苏梗五分　炒蒌皮一钱五分　降香屑二分　伏龙肝一两五钱

　　又,丸方:

　　川鹿角尖六钱,磨汁和入　云茯苓二两　福橘皮络各八钱,盐炒　黄郁金一两五钱　溏灵脂一两五钱　紫苏梗七钱　制半夏三钱　降香屑二钱五分　通络散一钱五分　络石藤六钱,酒炒　木防己七钱　独角蜣螂四钱,酒炒

　　上药共为细末,用旋覆花五钱、新绛四钱、伏龙肝十二两,煎汤泛丸,如川椒子大。每早晚用三钱,开水送下。

　　注:血膈服前二方,即断根株,从未举发。(《寿石轩医案》)

　　【点评】此噎膈渐进,瘀血内结之证也!痰瘀流连支络,因而脘腹串痛;阻于食道,故哕、吐;脉象沉弦而滑,可知痰凝与瘀血互结也。其治当破结行瘀、降气化痰。方以蜣螂、郁金、五灵脂破结行瘀;薤白、

半夏、陈皮、橘络、瓜蒌皮通阳理气、化痰散结;降香、苏梗、旋覆花、煅赭石降气化痰。噎膈病久,阴损及阳,当顾护阳气,一则阳气旺则痰凝易化,二则温脾以益气则后天之本得固。故用伏龙肝以温中,兼以止呕,鹿角温肾以补益元气,均是既病防变之意。

阴虚津枯噎膈治案

程金火内,丙戌正月尾。膈气既成,槁在幽门,粪如羊矢,舌光脉细,用朱丹溪法。

人乳汁一杯　淡姜汁一匙　地栗汁一杯　甜梨汁一杯　鲜竹沥一杯　米油一杯　甘蔗脂一杯　韭根汁一匙　蟑螂末三只

便爽能食,食亦不呕,去蟑,加首乌、麦冬汁。(《慎五堂治验录》)

【点评】此津亏热结之噎膈,舌光脉细是其验也。故以梨汁、甘蔗、地栗汁、人乳汁等以滋养津液为主,兼以姜汁、鲜竹沥、韭根汁以化痰破结,蟑螂末以祛瘀通络。诸证改善后,以首乌、麦冬汁滋阴养血以固本。

攻补兼施治噎膈案

乙酉暮春上浣[①],子严方伯以手谕见示,谓令大少奶奶患病,雇舟来邗就诊。病因气郁血结,六七年来,每食已,有噎逆之势,日积月累,遂成膈证,上中下三焦,阻塞不通,饮食渐薄,二便不行,法在不治。然以素蒙笃信,兼之谆嘱,远道而来,势难推诿,始用药以通其气,继动其血,知系宿疾,非下不克。然久病气虚,非补不可。选用大黄人参化积丸,攻补兼施,数日间得下黑燥粪颇多,积渐去,胃渐开,饮食日增。调以保元、补阴、八味等丹丸,谅易康复。细思此证,病情已极,百难愈一,得以如法奏效者,亦全赖大少奶奶之鸿福。鄙人岂能挽回天命,不过因证用药,尚无错误,足以仰副方伯谆嘱之意云尔。(《青霞医案》)

【点评】观此案例,病人对医者之信任,医者施治之法度都起到

---

① 浣(huàn):唐代定制,官吏十天一次休息沐浴,每月分为上浣、中浣、下浣,后来借作上旬、中旬、下旬的别称。

了重要作用。盖腑"以通为用""以通为补",乃临证之大法也,故"非下不克"。然久病气虚,宜攻补兼施,故有"大黄人参"之设。噎膈之治,应时时顾护胃气,胃气一振,则化源充足,诸脏皆得其养,则重病可以转轻,危病可以转安。

开关利膈汤治中焦热滞噎膈案

己丑夏,同邑张姓室,病噎膈症。据云:患已三年,初起数旬一发,今则五日一发,三日一发,饮食减少,大便燥结,较前尤剧。余诊之,脉虚濡细涩,右关独滑数,其时天气甚热,病者独穿夹衣,畏寒不已。知是胃脘热滞,清不升,浊不降,中宫失健运之司,治以开关利膈汤加石膏、枳实。一剂,舒快异常。二剂,夜半,腹中忽痛,便泄一次。复诊,脉象右关已平,余部亦起,去石膏、枳实,参用旋覆代赭汤。后又加四君子汤,调补而愈。(《诊余举隅录·反胃噎膈寒热证》)

【点评】此真热假寒证也。若误诊为寒证,或以温阳、或以表散之法,无异于火上浇油也。该患者天热厚衣而畏寒,似寒证,然大便燥结,右关滑数,可知中焦热滞,故以开关利膈汤(人参、当归、木香、槟榔、枳壳、大黄)降气利膈,益气通便,以石膏清泻中焦,枳实泻热通便。故临证之时,或舍症从脉,或舍脉从症,俱当明辨。

噎膈瘀滞胃口治案

宋左　呕血之后,食入哽阻。瘀滞胃口,恐成噎膈。

延胡索一钱五分,酒炒　五灵脂三钱　制香附二钱,研　单桃仁三钱　炒枳壳八分　瓦楞子五钱　炒苏子三钱,研　炒竹茹一钱五分　降香一钱五分,劈　上湘军一钱五分,好酒浸透,炙枯,后入　(《张聿青医案》)

【点评】夫呕血之由,乃瘀血积滞于食管、胃脘使然,故当行气活血,化痰散瘀。方以延胡索、五灵脂、香附、桃仁行气活血,枳壳、苏子、竹茹、降香降气化痰,大黄、桃仁除活血之外,还有引血下行之意,使不至于上逆也。另外,五灵脂苦泄温通,入肝经血分,功能活血散瘀止痛,是一味治疗血滞诸痛的要药。是方以通为主,当适用于噎膈实证,虚证非宜。

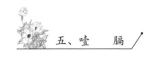

胃阳不运噎膈重症治案

左　食入哽阻，痰涎上涌。胃阳不运。噎膈重证，势难治也。

薤白头三钱　川雅连四分　制半夏一钱五分　橘皮一钱　白檀香三钱　淡干姜六分　广郁金一钱五分　竹茹一钱　上沉香三分　公丁香三分。二味研末，先调服　（《张聿青医案》）

【点评】"阳气者若天与日"，胃阳不运，痰浊内生。久之痰浊夹杂瘀血，痰瘀搏结成是患也。故当温阳散寒，祛痰下气。方以薤白温阳宽胸，干姜温中止痛，半夏、橘皮、竹茹化痰散结，沉香、公丁香、白檀香降气下痰，郁金去瘀生新。然温阳之品过多，恐有化热伤阴，故佐以川连一味，一伍半夏、竹茹、橘皮起降逆止呕之效，一伍半夏、干姜取"泻心汤"之意，起寒热并用、开结除痞之功。张氏用药"论病处方，变化万端，不株守一家言"（秦伯未言），良有以也。

又瘀滞胃口噎膈治案

沈左　中脘作痛，食入哽阻，去冬曾解坚黑大便。良由瘀滞胃口，势成噎膈。

延胡索一钱五分，酒炒　薤白头三钱　乌药一钱五分　荆三棱一钱瓦楞子五钱，打　单桃仁三钱，打　蓬术一钱　黑白丑各七分　旋覆花二钱，包　五灵脂三钱　（《张聿青医案》）

【点评】瘀滞胃口，当破结行瘀，故三棱、莪术、桃仁、五灵脂破结行瘀，延胡索行气止痛，薤白、乌药温阳行气，瓦楞子软坚散结，旋覆花降逆化痰；黑白丑即牵牛子，苦寒有毒，归肺、肾、大肠经，具有泻下、逐水、去积、杀虫之效。李杲有牵牛子"少则动大便，多则下水"之说。此案例，张氏伍牵牛以起到泻下、去积之功。可见本处方宜于噎膈瘀滞胃口之实证。

展气化保津液治噎膈案

胡云台方伯　年逾花甲，阴液已亏，加以肝气不和，乘于胃土，胃中之阳气不能转旋。食入哽阻，甚则涎沫上涌。脉两关俱弦。噎膈根源，未可与寻常并论。姑转旋胃阳，略参疏风，以清新感。

竹沥半夏一钱五分　炒竹茹一钱　川雅连五分　淡黄芩一钱五分　淡干姜三分　白茯苓三钱　桑叶一钱　池菊花一钱五分　白蒺藜一钱五分　白檀香一钱，劈

二诊　辛开苦降，噎塞稍轻然。左臂作痛，寐醒辄觉燥渴。脉细关弦，舌红苔黄心剥。人身脾为阴土，胃为阳土，阴土喜燥，阳土喜润。譬诸平人，稍一不慎，饮食噎塞，则饮汤以润之，噎塞立止，此即胃喜柔润之明证。今高年五液皆虚，加以肝火内燃，致胃阴亏损，不能柔润，所以胃口干涩，食不得入矣。然胃既干涩，痰从何来。不知津液凝滞，悉酿为痰，痰愈多则津液愈耗。再拟条达肝木，而泄气火，泄气火即所以保津液也。然否，即请正之。

香豆豉　光杏仁　郁金　炒蒌皮　桔梗　竹茹　川雅连干姜六分煎汁收入　枇杷叶　黑山栀　白檀香

三诊　开展气化，流通津液，数日甚觉和平，噎塞亦退。无如津液暗枯，草木之力，不能久持，所以噎塞既退复甚。五脏主五志，在肺为悲，在脾为忧，今无端悲感交集，亦属脏躁之征。再开展气化，兼进润养之品。

光杏仁三钱　广郁金一钱五分　黑山栀三钱　竹沥七钱，冲　姜汁少许，冲　炒蒌皮三钱　白茯苓三钱　枳壳五分　炒苏子三钱　大天冬三钱　池菊花一钱　白檀香八分　枇杷叶去毛，四片

四诊　开展气化，原所以泄气热而保津液也。数日来，舌心光剥之处稍淡。然左臂仍时作痛，噎塞时重时轻，无非津液不济，胃土不能濡润。咳嗽多痰，亦属津液蒸炼。肺络被灼，所以脏躁乃生悲感。再化痰泄热以治其标，润养津液以治其本。

白蒺藜三钱　黑山栀三钱　光杏仁三钱　淮小麦六钱　池菊花一钱五分　广郁金一钱五分　炒蒌皮三钱　生甘草三分　大南枣四枚，劈，去核　盐水炒竹茹一钱

接服方　鲜生地五钱　天花粉一钱五分　大麦冬三钱　甜杏仁三钱　生怀药三钱　白蒺藜三钱　焦秫米二钱　青果三枚，打　梨汁一

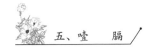
两,温冲　（《张聿青医案》）

【点评】本例先后四诊,记述证因脉治颇精,堪称上乘医案之作。噎膈之病机以"食滞、痰阻、瘀血"为多见,张氏提出"胃阳不足",实发皇新意也。其"痰愈多则津液愈耗",对临证也多有启发。然津亏气阻乃噎膈之本质,故该案中,润养津液治其本,化痰泄热、条达肝木治其标,如此则标本兼顾,重获生机也许有望也。

望而知之为膈疾案

先君子尝谓及门曰观色察言,乃临证第一要诀。望闻问而后切脉,其失十不二三矣。时虽未究心,亦闻而知之。一日有东乡人短衣小帽闯门而入,适山人为人处方,其人猝然曰:先生名手,识我何病? 山人视其形容尪瘦,鼻赤,目下视。问之曰:尔患呕吐乎? 曰:然。又问:尔好饮酒乎? 曰:然。然则尔已成膈,无庸药矣。其人艴然[①] 去,去未一月即死。他日门人偶询及之,山人笑曰:此病之显见者也,糟鼻目无神,是困于酒也,胃无谷气,则形必枯槁,非膈疾而何? 彼既无礼,即不为之切脉,奚歉焉。（《重古三何医案》）

【点评】《难经》云:"望而知之谓之神。"古有扁鹊见齐桓侯案,此案有异曲同工之妙。《神农本草经疏》云:"酒……大热,有毒……酒者,热谷之液,其气悍……朱震亨云:《本草》止言酒热而有毒,不言湿中发热,近于相火……扁鹊云:过饮腐肠烂胃,溃髓蒸筋,生痰动火,亡精耗血,伤神损寿。"可见古人对于饮酒的害处早已明了。现代医学大规模的循证医学已经证明,饮酒对于人体有着不可逆的损害,与多种肿瘤特别是消化道肿瘤有着极大的关联。此案患者,形容尪瘦,鼻赤,目下视,乃酒毒日深,胃气大败,精血耗散之状,故可一望而断之生死。

---

① 艴(fú)然:生气貌。

六、乳 岩

连翘饮子治乳核案

一妇人禀实性躁，怀抱久郁，左乳内结一核不消，按之微痛，以连翘饮子二十余剂，稍退，更以八珍汤加青皮、香附、桔梗、贝母，二十余剂而消。(《外科发挥·乳痈附乳岩》)

【点评】素体禀赋壮实、性情急躁的妇女，长期精神抑郁，肝气不疏，气滞痰凝，郁而化火，乳房为肝经循行部位，痰瘀毒聚乳房，形成乳内肿块。薛己以连翘饮子20余剂(连翘、川芎、瓜蒌仁、皂角刺、橘叶、青皮、甘草节、桃仁)化痰散结，活血解毒，消乳内之结核。又因《素问·五常政大论》云："大毒治病，十去其六；常毒治病，十去其七；小毒治病，十去其八；无毒治病，十去其九。谷肉果菜，食养尽之。无使过之，伤其正也。不尽，行复如法。"邪毒消退，正气受损，故予八珍汤补益气血、扶助正气，配以疏肝理气散结之青皮、香附、桔梗、贝母，再20余剂后，乳核全部消退。

妇人左乳乳岩案

一妇人左乳内肿如桃，许久不痛，色不变，发热渐消瘦，以八珍汤加香附、远志、青皮、柴胡百余剂；又间服神效栝蒌散三十余剂，脓溃而愈。尝见患者，责效太速，或不戒七情，及药不分经络虚实者，俱难治。大抵此症，四十以外者尤难治，盖因阴血日虚也。(《外科发挥·乳痈附乳岩》)

【点评】《妇人大全良方》中首次提出"乳岩"之名。《仁斋直指方论》所载"癌者,上高下深,岩穴之状,颗颗累垂,裂如瞽眼,其中带青,由是簇头,各露一舌,毒根深藏,穿孔透里,男则多发于腹,女则多发于乳"与今日之乳腺癌类似。多因气郁伤肝,思虑伤脾胃,以致气滞痰凝而成。或冲任二经失调,气滞血凝而生。本例妇人以八珍汤补气血,以香附、远志、青皮、柴胡疏肝理气,再以神效栝蒌散活血散结,后脓溃而愈。案末,薛氏指出,此症四十以外者尤难治,盖因阴血日虚也。此案对今日临床,在治疗上对于攻补的使用,可有所借鉴。

乳岩内外兼治案

一妇人久郁,右乳内结三核,年余不消,朝寒暮热,饮食不甘,此乳岩也。乃七情所伤肝经,血气枯槁之症,宜补气血、解郁结药治之。遂以益气养荣汤百余剂,血气渐复,更以木香饼灸之,喜其谨疾,年余而消。(《外科发挥·乳痈附乳岩》)

【点评】薛己分析,此妇人病机为"七情所伤肝经,血气枯槁",采用"补气血,解郁结"法治疗。内服益气养荣汤恢复正气,再予木香饼外灸以消散乳核,全程调畅情志,最终达到痊愈的治疗效果。

顾文学又善内人乳岩案

顾文学又善内人,患左乳岩。仲淳立一方:夏枯草、蒲公英为君;金银花、漏芦为臣;贝母、橘叶、甘菊花、雄鼠粪、连翘、白芷、紫花地丁、山茨菇、炙甘草、栝蒌、茜根、陈皮、乳香、没药为佐使。另用夏枯草煎浓汁丸之,服斤许而消。三年后,右乳复患,用旧存余药服之,亦消。后以此方治数人,俱效。(《先醒斋医学广笔记·肿毒》)

【点评】《神农本草经疏》记载:"蒲公英味甘,平,无毒。主妇人乳痈肿,水煮汁饮之,又封之,立消。疏:蒲公英得水之冲气,故其味甘平,其性无毒,当是入肝、入胃,解热凉血之要药。乳痈属肝经,妇人经行后肝经主事,故主妇人乳痈肿,乳毒,并宜生啖之良。""夏枯草味苦、辛,寒,无毒。主寒热、瘰疬、鼠瘘、头疮,破癥,散瘿结气。"

此两味乃治疗乳岩之要药，为君药。再以金银花、连翘、紫花地丁、山茨菇清热解毒，雄鼠粪、茜根、乳香、没药活血化瘀，漏芦、贝母、橘叶、白芷化痰散结，陈皮理气化痰，甘草调和诸药。此案对今人治疗乳腺癌很有启发。药味虽多，但理法井然。故后以此方治数人，俱效。

乳岩早治得愈案

一妇年六十，厚味郁气而形实多妒，夏无汗而性急，忽左乳结一小核，大如棋子，不痛，自觉神思不佳，不知食味，才半月，以人参调青皮、甘草末，入生姜汁细细呷，一日夜五六次，至五七日消矣。此乃妒岩之始，不早治，隐至五年十年以后发，不痛不痒，必于乳下溃一窍如岩穴，出脓，又或五七年十年，虽饮食如故，洞见五内乃死惜哉。惟不得于夫者有之，妇人以夫为天，失于所天，乃能生此。此谓之岩者，以其如穴之嵌岈空洞，而外无所见，故名曰岩。患此者必经久淹延，惟此妇治之早，正消患于未形，余者皆死，凡十余人。

又治一初嫁之妇，只以青皮、甘草与之安。（《济阴纲目·乳岩》）

【点评】此案方中药味虽少，但其中青皮使用颇妙。《本草备要》记载："青皮，辛苦而温，色青气烈。入肝胆气分。疏肝泻肺，破滞削坚，除痰消痞。"证诸临床实际，本品确是治疗肝郁乳病之要药，再佐以甘草泻火解毒，人参补益中气。故块能数日而消。

乳核误治而殁案

一妾，乃放出宫人，乳内结一核如栗，欲用前汤（编者注：益气养营汤），彼不信，乃服疮科流气饮及败毒散，三年后大如覆碗，坚硬如石，出水不溃而殁。大抵郁闷则脾气阻，肝气逆，遂成隐核，不痛不痒，人多忽之，最难治疗。若一有此，宜戒七情，远厚味，解郁结，更以养血气之药治之，庶可保全，否则不治。亦有数载方溃而陷下者，皆曰乳岩，盖其形似岩穴而最毒也，慎之则可保十中之一二。薛按。（《景岳全书·外科钤下·乳痈乳岩》）

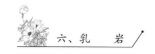
【点评】乳核病机多为虚实夹杂，正虚为本，邪实为标，全身为虚，局部为实。病因多为肝脾郁怒，气机逆乱，无形之气郁与有形之痰浊相互交凝，结滞乳中而生有形之核。治疗上，应扶正为主，兼顾祛邪，一味使用清热解毒、化湿散结之品往往收效甚微。同时指出，乳岩病情凶险，预后极差，能保命者不足十之一二。

乳癖日久成岩案

厥阴气滞，郁痰留络，左乳结核四载，坚实着骨，其色变紫，肤裂脂流，时出血水，此癖症成岩，元虚脉数，日渐加重之势。宜开郁解怒，俾得带疾延年已为幸事。

蛤粉炒阿胶　北沙参　料豆衣　炙鳖甲　羚羊角　夏枯草　炒白芍　天冬肉　九孔石决明　炒菟丝　粉丹皮　山萸肉　（《临证一得方》）

【点评】本例治疗上抓住患者元虚脉数本质，注重调畅情志，再配以滋阴降火、补益肝肾，期望得以带病延年。乳腺癌病情凶险，古人早有描述。《外科正宗》谓："经络痞涩，聚结成核，初如豆大，渐若棋子，半年一年，二载三载，不疼不痒，渐渐而大，始生疼痛，痛则无解，日后肿如堆粟，或如覆碗，紫色气秽，渐渐溃烂，深者如岩穴，凸者若泛莲，疼痛连心，出血则臭，其时五脏俱衰，四大不救，名曰乳岩。凡犯此者，百人百必死。"

乳岩姑息治疗案

何氏　左乳结核，经六七载，溃后深洞如碗，是名乳岩。由脾肝郁结，气血失畅。结核渐大，溃则巉岩深陷可畏。一僧犹用乳、没破耗气血，不知年衰茹素，日夕抽痛，脓水清稀，营卫日亏，毒奚由化，恐三伏难延矣。峻补气血，托里滋液。患口虽难遽敛，尚冀痛势略定，迁延岁月耳。八珍汤去炒术，加生芪、五味、麦门冬、大贝，数服脓稠痛缓。入夏延秋，患内作痒者肉腐蛆生，以乌梅肉腊雪水浸，雄黄末鸡羽蘸抹。其弟妇张氏，并系早孀，亦患乳核，廿余年未溃，坚大如胡桃，劳则抽痛，脉来沉缓。症属郁损心脾，用归脾汤加香附汁、炒熟地、牡蛎粉、大贝、忍冬藤，数十服而核渐软。（《类证治裁》）

【点评】《黄帝内经》曰："正气存内，邪不可干""邪之所凑，其气必虚"。《冯氏锦囊秘录》云："夫正虚邪旺，久而不瘥，但与补正，则邪自除。"《医宗金鉴》云："凡治诸癥积，宜先审身形之壮弱、病势之缓急而治之。如人虚，则气血衰弱，不任攻伐，病势虽盛，当先扶正气而后治其病。"故乳岩晚期，溃烂流脓，胸壁疼痛，不宜再用耗血破气之品，当大补气血，扶助正气，托毒外出；局部外用乌梅水洗，雄黄末外抹杀菌收口，减轻痛苦，延长生命。临床实践中，对肿瘤破溃腐烂之创面，可试用雄黄末去腐收口。

乳岩危证得救案

左乳之上，缺盆之下，赤肿高耸如岩，溃处血流甚涌，瘀条如箭。素昔忧思郁结，脏阴营液俱亏，水不济火，又不涵木，木复生火，二火迫血妄行，从阳明胃脉直贯乳房涌出。水之逆流从乎气，血之倒行由于火，治火又非苦寒所宜。盖苦寒无生气而败胃故也。脉来软数而空，证势危如朝露，必得血止方能引延时日，否则汗喘、神昏、痉厥诸危证所由至也。爰以血肉有情，静养真阴，引益肾水，以济二火，冀有转机。

灵犀角[①]　玄武板[②]　生牡蛎　大生地　野三七　济水阿胶　当归身　大白芍　廉州珍珠粉

血肉有情，壮水养阴，共服一百余剂，岩势未见效机。考古证今，皆为不治。与其坐以待毙，何如一决以出再生之路。幻想乳中结核，犹男子之睾丸，溃流脓血即囊痈之属。际此药力，养精蓄锐，日久正可一战，以奏其功。死而后生，亡而后存，古法有诸。

龙胆草　黄芩　黑山栀　木通　建泽泻　车前子　当归身　柴胡根　炙甘草　大生地　川黄连　生大黄

---

①　灵犀角：即犀角，现为禁用品。临床多用水牛角代之。下同。

②　玄武板：即龟甲。

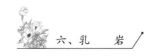

连进龙胆泻肝加味，大获效机。高耸之岩渐颓，深潜之穴渐满，眠食俱安，二便通调，六脉和缓，五善悉具，七恶全无。安不忘危，凝神静养。

大熟地　人参　绵州黄芪　当归身　冬白术　川郁金　炙甘草 酸枣仁　广木香　生姜　大枣　龙眼肉　（《问斋医案·肝郁》）

【点评】此案凶险万分，乳岩已破，溃处血流甚涌，脉来软数而空，乃气血大伤之候，随时有阴阳离决之虞。幸得名医，以四物汤去川芎补血养血，三七、阿胶止血养血，再以犀角、龟甲、生牡蛎、珍珠粉重镇之品平抑上逆肝气。服百余剂后，药力到达，精血复生；再以龙胆泻肝汤加味，大清肝经之毒火，果获大效；继以归脾汤加减，调养心脾终得愈。此案攻补之法交替使用，时机掌握恰到好处，此大症危疾才能得收全功。

乳岩勉仿八味逍遥散治案

姜，病起于郁，郁则生火，火盛生痰，痰凝气聚，左乳结癖，由来三载，随气消长，坚硬如石。今春虽溃，溃流滋水，且有出血，即是乳岩。形瘦色㿠，纳谷渐减，经阻不行。舌苔薄白。脉左细数，右部弦滑。细属阴亏，弦属木旺，滑必有痰，数则为热。本原情志为病，非草木之功所能奏效，所谓草木无情，不能令人欢悦耳。勉拟仿八味逍遥散，参入咸降化痰之品。

鳖血拌柴胡　丹皮　茯苓　橘红　制於术　石决明　四制香附 黑栀　远志　甘草　鲜藕肉　川贝母　（《陈莘田外科方案·乳岩》）

【点评】情志为病，首先病及气分，使肝气不舒，脾气郁结，导致肝脾气机阻滞，继则由气及血，使血行不畅，经隧不利，脉络瘀阻，气血瘀滞，日积月累，凝结成块。乳岩病因大都起于情志抑郁，故治疗上调畅情志尤为重要。《黄帝内经》云："恬惔虚无，真气从之，精神内守，病安从来。是以志闲而少欲，心安而不惧，形劳而不倦，气从以顺，各从其欲，皆得所愿。"故我们治疗肿瘤尤重情志，谓"情志可以致病，亦可以治病"，提倡全程调神，是其临床经验之精华。

补养气血解郁散结相继治乳岩案

沈　震泽

乳房结核如拳，青筋暴露，脉来细涩。此因气血不和，郁结成岩。证属顽硬，无求速愈。拟煎剂以和营卫之乖违，进丸剂以攻结核之坚顽，庶几得中病机。

生洋参　茯苓　川芎　冬术　白芍　炙橘叶　归身　甘草　生地　牡蛎

附　丸方：

制香附　神曲　茯苓　甘草　川芎　白术　黑山栀　厚朴　橘红　楂肉　（《外证医案汇编·乳岩》）

【点评】本案中，患者乳房肿块大如拳，且青筋暴露，当知其痰瘀互结，有形之邪盛明显，本当大肆攻伐，切其脉象细涩，可知患者正气之虚象亦明，徒攻伐则正气更伤，徒补益则瘀结更盛，证属顽硬，无求速愈，故先以八珍汤加减以补益气血、调和营卫，再以越鞠丸加减以解郁散结。扶正祛邪，先后有序，正所谓"知所先后则近道也"。

从肝郁脾伤论治乳岩案

乳头属肝，乳房属胃。胃与脾相连，乳岩一症，乃思虑抑郁，肝脾两伤，积想在心，所愿不得，志意不遂，经络枯涩，痰气郁结而成。两乳房结核有年则掣痛牵连筋，肝阴亦损，气化为火，阳明郁痰不解，虑其长大成为岩症，速宜撤去尘情，开怀解郁，以冀消化乃吉。拟方候裁。

西洋参　童便制香附　青皮蜜炙　川贝母　全瓜蒌　赤白芍　毛菇　陈皮　夏枯草　清半夏　当归　佩兰叶　红枣头　（《马培之医案》）

【点评】肝经循行乳房等部位。肝之疏泄功能异常，气的升降出入失衡，则会影响脾气升清、胃气降浊，是以痰饮水湿积聚于人体，久则导致气血瘀滞，引发乳岩。本例治疗上以调畅情志、疏肝理气健脾为要，甚妥。

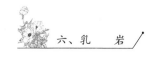

疏肝健脾治乳岩案

于　木郁不达,乳房结核坚硬,胸胁气撑,腰脊疼痛。气血两亏,郁结不解,论其内证,即属郁劳;论其外证,便是乳岩。皆为难治。

党参三钱　香附二钱　川贝二钱　当归三钱　白芍二钱　青皮钱半　橘核三钱　狗脊三钱　杜仲三钱　砂仁五分

诒按:论病简洁老当。

二诊　乳岩,肝郁也。呕而不纳,脾胃弱也。胸胁背腹气攻作痛,元气亏,脾胃弱,木横无制也。《经》云:有胃则生,无胃则死。安谷者昌,绝谷者亡。勉拟一方,以尽人事而已。

川连五分,吴萸三分拌炒　盐半夏钱半　东白芍二钱　火麻仁三钱　朱茯神三钱　金橘叶数片　人参一钱,另煎冲

三诊　前方加炙黑草五分　乌梅肉三分

另:金橘饼,过药。(《环溪草堂医案·乳痈乳头风乳痰乳癖乳岩》)

【点评】乳岩之为病,多因情志不遂,忧郁懊侬,耗气伤血,气郁日久,郁而成痰,痰毒聚结而成。治疗乳岩强调疏肝解郁,健脾补肾,化痰散结,的确切中病机,常获效验。

七、失　荣

官场失意致脱营案

镇阳有一士人，躯干魁梧而意气雄豪，喜交游而有四方之志，年逾三旬，已入任至五品，出入从骑塞途，姬侍满前，饮食起居无不如意。不三年，以事罢去，心思郁结，忧虑不已，以致饮食无味，精神日减，肌肤渐至瘦弱，无如之何，遂耽嗜于酒，久而中满，始求医。医不审得病之情，辄以丸药五粒，温水送之，下二十余行。时值初秋，暑热犹盛，因而烦渴，饮冷过多，遂成肠鸣腹痛而为痢疾，有如鱼脑，以至困笃，命予治之。诊其脉乍大乍小，其证反复闷乱，兀兀欲吐，叹息不绝。予料曰：此病难治。启玄子云：神屈故也。以其贵之尊荣，贱之屈辱，心怀慕眷，志结忧惶，虽不中邪，病从内生，血脉虚减，名曰脱营。或曰：愿闻其理。《黄帝针经》有曰：宗气之道，纳谷为宝，谷入于胃，乃传之脉，流溢于中，布散于外，精专者行于经隧，终而复始，常营无已，是为天地之纪。故气始从手太阴起，注于阳明，传流而终于足厥阴，循腹里，入缺盆，下注肺中，于是复注手太阴，此营气之所行也。故日夜气行五十营，漏水下百刻，凡一万三千五百息，所谓变通者并行一数也，故五十营备，得尽天地之寿矣。今病者始乐后苦，皆伤精气，精气竭绝，形体毁沮，暴喜伤阳，暴怒伤阴，喜怒不能自节。盖心为君主，神明出焉，肺为相辅，主行荣卫，制节由之，主贪人欲，天理不明，则十二官相使，各失所司，使道闭塞而不通，由是则经营之气脱去，不能灌溉周身，百脉失其天度，形乃大伤，以此养生则殃，何疑之有焉！（《卫生宝鉴》卷二《脱营》）

【点评】《黄帝内经》有"脱营"之病名，多由情志内伤，耗损营

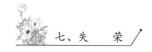

血所致。现代据其症状，有认为类似于恶性肿瘤。诗云："春风得意马蹄疾，一日看尽长安花。"本例年逾三旬就锦帽貂裘在身，如花美眷在旁。然世事无常，未及三年，荣华富贵过眼烟云，心境大败，耽于醴酒。又遇庸医误治误下，气血大亏，脉乍大乍小，真脏脉已现；兀兀欲吐，胃气乃将绝；叹息不绝，宗气之将耗散之照。叹之，哀之。摄生养命之法，古人早有明示，《黄帝内经》开篇《上古天真论》云："上古之人，其知道者，法于阴阳，和于术数，食饮有节，起居有常，不妄作劳，故能形与神俱，而尽终其天年，度百岁乃去。今时之人不然也，以酒为浆，以妄为常，醉以入房，以欲竭其精，以耗散其真，不知持满，不时御神，务快其心，逆于生乐，起居无节，故半百而衰也。夫上古圣人之教下也，皆谓之虚邪贼风，避之有时，恬惔虚无，真气从之，精神内守，病安从来。是以志闲而少欲，心安而不惧，形劳而不倦，气从以顺，各从其欲，皆得所愿。故美其食，任其服，乐其俗，高下不相慕，其民故曰朴。是以嗜欲不能劳其目，淫邪不能惑其心，愚智贤不肖不惧于物，故合于道。所以能年皆度百岁而动作不衰者，以其德全不危也。"记之，记之。

情志多郁致失荣案

俞子浩兄令眷，年近四十，艰嗣多郁，颈傍结一核，数年矣。后因丧子，其核渐大，内逼咽喉，妨碍饮食，有似外科失荣证。疡科作瘿瘤治，愈大愈坚，渐加发热咳嗽，竟似失荣证矣。用逍遥散治之不效，又仿《外科正宗》，用益气养荣汤，内有参、芪。甫二剂，便喘不能卧，由是医药杂投，有用葶苈泻肺者，有用苏子降气者，渐致汗出泄泻，阳气下脱，六七日喘犹不止，已备终事，复商于余。诊脉细数，余沉思良久，其先结核，乃肝木部位，郁久化火，此火结之核，尚非失荣，误用黄芪，助其肝火，火灼肺金，因而大喘。先无他病，虽然喘久，断非气脱，盖乙癸同源，肾肝同治，补肾滋肝，引气下归。用六味地黄汤，加归、芍、麦冬、五味子、牛膝，服四剂喘定，二十剂能平卧。后用六味地黄丸，加沙参、元参、贝母、归、芍，丸药三斤，并结核亦全消矣。(《素圃医案》卷四《女病治效》)

【点评】失荣,又名失营,《外科正宗》有载。其病多由于情志所伤,肝郁络阻,痰火凝结而成结核,多生于颈。此案患者性本多郁,颈旁之核,乃肝郁化火,炼液为痰之外症,加之中年丧子,肝气郁滞加重,颈核日大,妨碍饮食,医者用逍遥散本是对症,然病重药轻,应佐以泻火养阴之品,改用益气养荣汤,使郁滞之肝火,更无出路,乃抱薪救火之法! 此时本应清肝养阴,却以苏子降气,葶苈大枣泻肺汤大泻肺气,乃至喘脱不起。乙癸同源,用六味地黄汤加味,峻补肝肾之阴,再以六味地黄汤为丸,加之沙参、元参养阴散结,贝母清热化痰,当归活血养血,芍药养阴,以臻全功。

颈间结核失荣案

一男子颈间结核,大溃年余。一男子眉间一核,初如豆粒,二年渐大如桃。悉用清肝火、养肝血、益元气而愈。

疏曰:此案亦云清肝火,养肝血,益元气。即前所用芦荟、六味、补中也。余谓此症多肝经郁火,须加味逍遥,重者用茱、连,更多肝脾结症,须加味归脾而兼间用之以前方,此亦先生法也。结核一症,须辨血燥筋挛与结痰成块二种。血燥筋挛名失营,结痰成块名瘰疬,一滋补其阴,一疏利其结,治法迥乎不同,可不审诸。(《薛案辨疏》卷下《肝肾亏损血燥结核等症》)

【点评】案中云:"结核一症,须辨血燥筋挛与结痰成块二种。血燥筋挛名失营,结痰成块名瘰疬。"薛己精于外科,此说可供临床鉴别诊断参考。

失荣难治案

曹　七情郁结,痰火上逆,入于肝胆之络,颈项结核,大者坚硬如石,小者如梅如李,此失荣证也。舌根强,饮食呛,肺胃津枯,心肝火亢,又将舌岩矣。此证在法难治,须自怡情安养,庶几带疾延年。

鲜石斛八分　黑玄参三钱　羚羊片三钱　净钩钩钱半　川贝母三钱　丹皮炒,钱半　生蛤壳三钱　云茯苓三钱　石决明五钱　雪梨肉

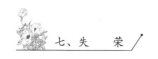

两大片　鲜竹茹三钱　（《环溪草堂医案》卷四《痰疬马刀失荣》）

【点评】前已述及，失荣的病因多由于情志所伤，肝郁络阻，痰火凝结而成结核，多生于颈项。本案可与前文"情志多郁致失荣案"互参。

耳后结核失荣案

童牧邨先生，因迁葬祖茔，日行山径，偶感风邪，兼以经费过钜，日夜踌躇，致使肝气不舒，耳后突结小核，自谓风寒结聚，用熟蛋滚取，烫成白泡，破之水出，迎外科医治。医者称为耳后发，于破皮流水之中，掩以滚脓汁，意在提脓拔毒也。先生掩药后，痛不可忍，昼夜呻吟，饮食不进，召余问治。诊其脉，六部俱沉，肝脉稍紧，此乃肝家郁结，非外症也。先生曰：外科云是耳后发，我看此症类于失荣，甚以为忧，内乃指为肝家郁结，意亦似是，何方治之？余遂拟用桂枝五钱，柴胡三钱，白芍八钱，甘草二钱，橘核五钱，荔枝核五枚，捣破为引。外用竹沥、姜汁，随时调敷，数服后，结核全消。此方之妙，不在柴胡，而在二核。盖柴胡同桂枝、白芍，只能舒散肝气，而所结之核，非二核不能见功。橘核善疏有形之气滞，荔核善破无形之气结，合而成方，故效如桴鼓。其外涂竹沥、姜汁者，以疮毒由内达外，患在肌肉之内，结核由外结内，患在膜原之间，皮之内肉之外也。非竹沥不能达膜原，非姜汁不能散结滞，非成方也，亦奇治也。录之以记一得。（《医案类录·附录医验外症》）

【点评】此案乃肝气郁结致耳后结核失荣案。失荣一证早在《黄帝内经》中就有记载。《素问·疏五过论》云："凡未诊病者，必问尝贵后贱，虽不中邪，病从内生，名曰脱营。"现代中医认为，失荣多为情志郁结、气滞血瘀而成，发于少阳经及耳前后结块，其形坚硬如石，日久不溃，疼痛难忍。是案患者因心身交迫，发为本病，这与《黄帝内经》中尝贵后贱之脱营证发病如出一辙，肝气郁结是其根本病机。案中对橘核、荔枝核的作用分析颇精，指出"非二核不能见功"，很有参考价值。

失荣全凭耐养为安案

顾　江阴

症系失荣,由肝气郁积而成。消之不易,全凭耐养为安。

甜葶苈　瓜蒌　川贝　杜苏子　沉香　橘叶

复方　证似轻松,仍以散坚开郁。

青橘叶　通草　蒌仁霜　苏子　川石斛　钩藤　川贝母　月石[①]

又　丸方:

毛沉香　白芍　茯苓　甜葶苈　川贝母　天竺黄　海浮石　杜橘红

夏枯草汤泛丸。(《外证医案汇编·失荣证》)

【点评】失荣进展迅速,半载一年后气血耗伤,呈虚实夹杂的恶候。正如《外科正宗》所言:"半载一年,方生阴痛,气血渐衰,形容瘦削。"其预后极差,如《医宗金鉴·外科心法要诀》谓"古今虽有治法,终属败证",虽经治疗,"亦不过苟延岁月而已"。"全凭耐养为安"是紧要句,切记!

右耳根块磊腐溃翻花失荣案

孙左,船上。七月廿二日。郁怒伤肝,思虑伤脾,肝脾郁火蒸灼生痰,痰痹于络,右耳根失荣。起经十有余年,渐次长大,块磊高突,腐溃翻花,流水气秽。舌苔剥落,脉来细数。耄耋之年,当此病魔,何能胜任耶? 勉拟方,再请高贤酌之。

西洋参　生白芍　茯神　川贝　石决明　制首乌　炒丹皮　远志　甘草　嫩钩钩　藕汁 (《陈莘田外科方案》卷二《失营》)

【点评】情志不畅,肝失条达,气机不舒,郁久化火。思虑伤脾,运化失常,水湿停留,聚而为痰。耳根为足少阳胆经循行之处,痰火凝结于少阳经脉,阻隔经络,本病由是而作。病患日久,正气大

---

① 月石:即硼砂。

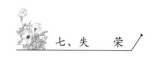

伤,不能驱邪外出,故腐溃流水,外耗于卫,内夺于营,气血耗极,终成败证。投以西洋参益气养阴,茯神健脾利湿以杜生痰之源,制首乌、生白芍补益肝肾,川贝、石决明、炒丹皮、远志、嫩钩钩清肝解郁化痰。

失荣坚肿痛攀肩背案

肝郁不舒,气火夹痰,凝结颈左,失荣坚肿,筋脉攀痛,宜清肝解郁。

川芎　当归　白芍　生地　夜交藤　僵蚕　蛤粉　大贝　钩钩　夏枯草　丹皮　金橘叶

失荣坚肿,痛攀肩背,原方加黑山栀三钱,去夜交藤、钩钩。(《马培之医案》)

【点评】肝失条达,气机不舒,郁久化火,气火夹痰,凝结颈左,以致左颈坚肿,筋脉失去濡养而痛延肩背,治宜清肝解郁。川芎、当归、白芍、生地养血和营,丹皮、夏枯草、钩钩清肝泻火,僵蚕、蛤粉、大贝化痰散结。药虽平淡无奇,却切中病机。

肝郁夹痰项右失荣案

操劳思虑,郁损心脾,木失畅荣,气化为火,阳明浊痰借以上升,致颈左坚肿,成为失荣。嫩热刺痛,痰火交并络中,投剂以来,肿热略减,惟动则气升,饮咽作阻,卧则渐平。肺为气之主,肾为气之根,水不养肝,蛰藏失职,肝逆直奔肺胃,职是之故。宜滋水柔肝,纳气归肾。但舌苔白滑而两边尖渐绛,阴分固伤,上焦痰气痹郁,似宜先清其上,兼平肝木,俾郁解痰消,饮食畅进,嗣后再商补肾。服清肺化痰之药。

肝郁夹痰,项右失荣,坚肿,经今五月,胸背颈项攀痛,肝脾两伤,气血并损。姑拟益气养荣。

当归身　党参　冬术　白芍　川芎　清半夏　陈皮　炙甘草　炒生地　佩兰　红枣　煨姜　(《马培之医案》)

【点评】肿块日久不消，胸背颈项攀痛，系肝脾两伤，气血并损者，治宜益气养荣。用当归身、白芍、川芎、红枣、生地调肝和营，党参、冬术、炙甘草、煨姜健脾运中，陈皮、清半夏、佩兰燥湿化痰散结。

失荣独阳无阴案

血从清窍而出，继见颈侧患疡，板硬无情，神形顿改，所谓失荣，独阳无阴者不治，独阴无阳者亦不治，此其是也。远途而来，勉付一方：

元参一两　甘草节一钱　首乌二两　煅牡蛎盐水，一两　生赤白芍各二两

外用鲜狼毒捣烂，加盐敷之，能渐和软，乃是效处。荸荠、海蜇、海粉每日食一两许。（《疡科指南医案·项部》）

【点评】失荣是以颈部肿块坚硬如石，推之不移，皮色不变，面容憔悴，形体消瘦，状如树木失去荣华为主要表现的疾病。此案以元参、煅牡蛎软坚散结，首乌、赤白芍补养肝血。外用鲜狼毒敷之，并嘱患者每日食荸荠、海蜇、海粉，内外合治，共奏软坚散结之效。然病已"独阳无阴"，预后凶多吉少。

八、石 疽

冯楚瞻治赵翁阴寒凝聚石疽案

冯楚瞻治赵翁,年七十二,右颊肿硬,连及颐项,耳后一片坚实,不热不痛,已两月余,诸治不效,渐至口内出脓,牙噤不开,饮食少进,精神日衰。脉则洪大而空,知为元气大亏,阴寒所聚,所谓石疽是也。不得阳和,何以外解?若内溃日久,穿喉破颊,不可疗矣。乃用猪脂捣烂,入肉桂细末、葱头、食盐杵匀,厚敷患处。敷药。以脂膏治血肉,同气相应也。葱能透窍,盐能软坚,桂能行血,油能浸润皮肤。内则空心[1]生脉饮送八味丸,食远志、参、芪、归、芍、苓、术、薄、桂、银花、角刺之类,使阳回则阴寒自解,血气冲和,自能逐毒。三五日后,冰硬者热软,漫肿者高耸,木者疼痛,紫者红活,饮食日进,血气渐长。毒既外出,久凝久瘀之血肉,消者消,脓者脓,不再旬而愈。(《续名医类案》卷三十一《外科·痈疽》)

【点评】《诸病源候论》曰:"寒气客于经络,与血气相搏,血涩结而成疽也。其寒毒偏多,则气结聚而皮厚,状如痤疖,坚如石,故谓之石疽也。"由此可知,石疽乃寒毒凝聚,寒凝血瘀,气血不和所致。冯氏在本案中,外治则以葱、桂、盐辛温咸软之品以散结软坚,内则仅以生脉饮、八味丸滋阴补阳以扶助正气,从而达到气血冲和,寒毒自解,瘀血消散,不旬而愈。"外敷内服、药食同施、崇尚温补"是冯氏治疗石疽的最大特点,可见古之医者运用之妙,存乎一心,我辈当择善而从,继承创新。

温补托里治石疽案

一王姓媳,颈内瘰疬数个,两腋恶核三个,又大腿患一毒,不作

---
① 空心:空腹。

痛痒，百余日后，日渐发大，形大如斗，按之如石，皮现青筋，常作抽痛。王视之曰：此石疽也。初起时可消，今日久发大，上现筋纹，虽按之如石，然其根下已成脓矣。如偶作一抽之痛，乃是有脓之症也。上现青筋者，其内已作黄浆，可治。如上现小块，高底如石岩者，不治；三日后，主发大痛不溃而死。如现红筋者，其内已通血海，不治。倘生斑点，即自溃之症，溃即放血，三日内毙。今患现青，若医至软，为半功。溃后脓变稠后，可冀收功也。外以活商陆根捣涂，内服阳和汤，十日则止一抽之痛，十三剂内外作痒，十六剂顶软，十八剂通患软，颈项之病，两腋之核，尽行消散。止剩石疽高起，内脓袋下，令服参一钱，于筋络处先以银针穿之，后以刀阔其口，以纸针塞入口内，次日两次流水斗余。大剂滋补托里，删去人参，倍用生芪，服十剂甚相安。一医令将芪、草俱炙用，三日，四围发肿，内作疼痛。复延王治，王照前方，服二十余剂，外以阳和膏满贴患此，独留患孔，加以布捆绑。王曰：凡经溃阴疽将愈，则外皮渐活而内膜生，斯为佳兆。所出之脓，在皮里膜外，仅以空弄，又不能以生肌散药放入。内服温补滋阴养血，温暖膏药之用捆，使其皮膜相连，易于脓尽，且又易于连接生肌。果绑后数日，内脓浓厚，加参服两月收功。（《续名医类案》卷三十四《外科·瘰疬》）

【点评】本案为清代王维德医案。王维德，字洪绪，号林屋散人，世代均为外科医家，兼通内、妇、儿科之病理，著有《外科证治全生集》，将各种外科疾病分为阴阳两大类，反对以寒凉清火之法治阴证，主张"阳和通腠，温补气血"，故善治阴证外疡，为其主要特点。案中王姓媳患石疽，发于大腿，日渐增大，坚硬如石，皮现青筋，常作抽痛，乃石疽成脓之兆。王氏外以活商陆根捣涂消肿止痛。生商陆根用治石疽最早源于《外台秘要》，《圣济总录》称之为商陆根贴方。内服阳和汤以温阳补虚，散寒通滞；其治疗阴疽犹如仲春温暖和煦之气普照大地，驱散阴霾，而布阳和，故以"阳和汤"名之。此外，对于疽毒不透，王氏善用针刀开口排毒，且大剂量参芪补托，使疽毒不陷，易于外托。总之，"温补托里，内外合治"是王氏治疗石疽的主要特点。

治上中下石疽案

肝肾内亏，虚火因之上越，凝结耳傍，日渐长大，坚实着骨，已经半载,此上石疽也。脉来沉数,已非退势,溃则溢血难理,全在抛却世务事,宜耐心调养,庶可延年。

　　盐水炒柴胡　淡海藻　炒归身　羚羊角　光鳖甲　何首乌　漂净淡海粉　肥知母　煅石决　焦白芍　夏枯草

　　复　顽硬高凸,耳根刺痛,上引于头,乃虚火郁结不熄,脉弦,舌黄,有积重难返之势。

　　元生地　煅石决明　羚羊角　川贝母　福泽泻　盐水炒柴胡煅磁石　纯钩藤　粉丹皮　炒山茱萸　甘菊花　荷叶蒂

　　另冲服珠粉、西黄。

　　卫任不充,情志抑郁,郁痰凝结,中石疽顽硬,脉滞神疲,虽未穿溃,痼疾已成,善自调养,勿致增剧为幸。

　　炒归身　桔梗　沉香片　焦白芍　海浮石　牡蛎　川贝母　新会　干橘叶　白茯苓　羚羊角

　　复　投剂后,病机如前,须涤除烦恼,即未脱体亦可去十中之一二,药饵以纯正和平为贵。

　　川郁金　川贝母　白云神　煅牡蛎　赤丹参　制香附　焦远志夏枯草　炒白芍

　　下石疽日渐开大,皆由恼怒伤肝所致,医久不泄,酿成斯疾。穿溃在即,必流血水,能愈之者,盖亦罕矣。

　　生鳖甲　夏枯草　焦夏曲　赤丹参　白云苓　炒白芍　川贝母煅石决　左牡蛎　干橘叶　(《临证一得方》卷四《手足发无定处部·石疽》)

　　【点评】石疽乃疽之坚硬如石,形如桃李或鸡卵,皮色如常,由小渐大,难消难溃,既溃难敛者,病机多因寒凝气滞所致。按其发病部位不同,分为上、中、下3种石疽。本案来源于清代朱费元(字怀刚)所著《临证一得方》,又名《朱杏村外科医案》,全书共记载外伤科病证200余种,医案中病证记载翔实,方药运用各具特点。对于石疽病机的认识,将上石疽病机归为肝肾亏虚、虚火上越,中石疽归为肝气不舒、气郁痰凝,下石疽归为肝郁日久、火动伤血,与中医对石疽的认识基本一致,尤其重视肝与石疽的关系,但并未注重寒邪导致石疽的认识。

九、恶　核

严州通判治母发背案

昔严州一通判，忘其名，母病发背，祈祷备至。夜梦吕真人服青衣告之曰：公极孝，故来相告以方，更迟一日，不可疗矣。通判公急市药，治之即愈。用栝蒌五个，取子细研，乳香五块，如枣子大，亦细研，加白沙蜜一斤，同煎成膏。每服二三钱，温酒化下。大治发背诸恶疮，日进二服，无不立效。杨王得此方，家人凡百疮毒，依此治之立效，遂合以施人，无不验者。漏疮恶核，并皆治之。此即郑府朱保义所说神妙方是也。（《续名医类案》卷三十二《外科·发背》）

【点评】《孝经·开宗明义》云："夫孝，德之本也。"古语又云："百善孝为先。"更有儒家流传甚广的二十四孝的经典故事，说明孝德之崇高，精神之伟大，实堪为后世之范。案中神人授方之事当然纯属后人杜撰，一则以敬其孝，二则以神其方。依据《本草纲目》记载，方中瓜蒌具有"消痈肿疮毒"功效，乳香为痈疽疮疡要药，白沙蜜即蜂蜜别名，能缓急止痛、润燥解毒，酒有行药破结之用。全方治疗发背疮毒，无不立效，漏疮恶核，并皆治之，诚为医者鉴之。

一味莱菔子治周身痰核案

苏州府治东首杨姓，年三十余，以狎游私用父千金，父庭责之，体虚而兼郁怒，先似伤寒，后渐神昏身重。医者以为纯虚之证，惟事峻补，每日用人参三钱，痰火愈结，身强如尸，举家以为万无生理。余入视时，俱环而泣。余诊毕，又按其体，遍身皆生痰核，大小以千计，余不觉大笑，泣者尽骇。余曰：诸人之泣，以其将死耶？试往府中借大板重打四十，亦不死也。其父闻之颇不信，曰：如果能起，现今吃人参费千金矣，当更以千金为寿。余曰：此可动他人，余无此例也，各尽其道而已。立清火安神极平淡之方，佐以末药一服，三日而能言，五日而能坐，一月而行动如常。其时牡丹方开，其戚友为设饮花前以贺，余适至，戏之曰：君服人参千金而几死，服余末药而愈，药本可不偿乎？其母舅在旁曰：必当偿，先生明示几何？余曰：增病之药值千金，去病之药自宜倍之。病者有惊惶色，余曰：无恐，不过八文钱，萝卜子为末耳。尚有服剩者，群取视之，果卜子也，相与大笑。其周身结核，皆补住痰邪所凝成者，半载方消。邪之不可留如此，幸而结在肤膜，若入脏则死已久矣。（《洄溪医案·痰》）

【点评】古语云："人参杀人无过，大黄救人无功。"此案实为佐证。前医用人参峻补，终是"误补益疾"结成痰火，身强如尸，遍身痰核，以为死症，后洄溪老人徐灵胎只用莱菔子一味竟收治愈。案中以人参之费千金，与莱菔子八文之钱，实天壤之别，而效却相反。这也就告诫一味地追求昂贵的药物，并不一定能药到病除，关键在于辨证论治准确无误，否则人参反可误人矣。对于莱菔子功效，朱震亨曰："莱菔子治痰，有推墙倒壁之功。"《本草纲目》指出莱菔子"研汁服，吐风痰。同醋研，消肿毒。《日华》。下气定喘治痰，消食除胀，利大小便，止气痛，下痢后重，发疮疹"。故可知莱菔子在治疗痰核方面有较好疗效，简便廉验。

恼怒悒郁致左项痰核案

恼怒悒郁，内火自生。火能燥痰，则气结痰凝，火性上炎，则痰随之上窜，结核成串于左项，安保右项之不发。壮年朴实之体，而得斯疾，谅亦偏于性情之固执也。倘能暂抛诵读，专以舒闷畅怀为事，则疬痰之消，犹可计日而待。盖不若自戕本元者之水亏火旺，而燥痰成串也。设听其在络内四窜，久延必至于溃，则终身之累矣，后悔莫及。聊赠数言，然乎否乎？

旋覆花一钱五分　橘络一钱　白芥子七分　杏仁三钱　苏子一钱

海藻一钱五分　昆布一钱五分　丹皮一钱五分　竹茹一钱五分　香附一钱五分

再诊：通络化痰、理气开郁之方，已投七服，左项痰核软而可推，余络未审，脉仍弦数，大便五日不行。内火犹炽，再议化痰通络之法。

海藻一钱五分　鳖甲五钱　黑栀二钱　昆布一钱五分　丹皮一钱五分　旋覆花一钱五分　蒌皮一钱五分　炙甲片七分　白芥子七分　竹沥一两

三诊：前方五服，痰核已消三粒，所剩四粒亦软而小，其势不至四窜矣。脉弦小软，大便已畅。再拟消痰，以冀速除。然方药虽效，亦半借怡养功夫耳。

橘核一钱　川楝子一钱　炙山甲七分　土贝母三钱　昆布一钱　丹皮一钱五分　旋覆花一钱　海浮石三钱　黑栀一钱五分　竹沥一两

诒按：此案三方，药力不甚结实，而用意颇玲珑，在应酬方中，可云完善。

（《（评选）爱庐医案·外疡门案》）

【点评】情志失常易扰乱气机，直接伤及脏腑。《素问·举痛论》云："余知百病生于气也，怒则气上，喜则气缓，悲则气消，恐则气下，寒则气收，炅则气泄，惊则气乱，劳则气耗，思则气结。"又《素问·阴阳应象大论》云："人有五脏，化五气，以生喜怒悲忧恐。……怒伤肝……喜伤心……思伤脾……忧伤肺……恐伤肾。"本案中患者恼怒悒郁，内火自生，炼液为痰，痰火郁结，发于左项，形成痰核。《丹溪心法·痰》云："善治痰者，不治痰而治气，气顺则一身之津液，亦随气而顺矣！"故本案中方药多为旋覆花、橘络、白芥子、苏子等降气化痰之品，更佐以香附、川楝子行气之药，酌加软坚化痰、清热凉血等药物，最终达到痰消结散之目的。

左项痰核联珠胸闷案

刘女　脉弦带数，气口郁郁不舒，左项痰核联珠，胸次室闷。此由先天不足，无形之火挟痰窜入少阳之络，肝为乙木，肺为辛金，木

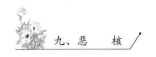

气上升太过则辛金不能开降,所谓亢则害也。前人谓气即是火,火即是气,拟开展上焦气化。

香豆豉钱半　广郁金钱半　生香附二钱　瓜蒌皮三钱　川贝母二钱　苦杏仁三钱　粉丹皮钱半　鲜枇杷叶一两　冬桑叶二钱　酒海藻钱半

再诊脉弦,右寸郁郁不舒,间数日辄觉发热,左项痰核结聚,阴虚木旺挟痰入络,清泄肝木,参以和阴化痰。

霜桑叶二钱　女贞子三钱　广郁金钱半　黑豆衣三钱　粉丹皮二钱　炒白薇二钱　制香附钱半　浙贝母二钱　钗石斛三钱　香青蒿钱半　细生地三钱　（《雪雅堂医案》）

【点评】《医学入门》云:"痰核在颈全不痛,颈项生核,不红不痛,不作脓,推之则动,乃痰聚不散也。"本案中刘女,左项痰核联珠,胸次窒闷,脉弦数,气口郁郁不舒,一派肝郁不疏,郁而化火,炼液为痰之象,其内在病机为肺金失制,肝木过亢,升降失衡。《素问·六微旨大论》曰:"亢则害,承乃制,制则生化,外列盛衰,害则败乱,生化大病。"治疗当制其亢害。方中以枇杷叶、桑叶、杏仁等展上焦肺之气化,使肝木有制;豆豉、郁金、香附等疏肝解郁,使肝木不亢,更加贝母、瓜蒌化痰散结之品则痰消结散。若阴虚热盛,可加白薇、石斛、生地黄养阴之品,以滋水涵木。

十、肠覃

肠覃腹内生痞案

董含妾腹内生一痞，始如弹丸，五六年后，大类鹅卵，中似有一窍，往来移动，或痛或止，百药罔效。久之遍体发肿，内作水声，日夕呻吟，死而复苏者再，诸医束手无策，皆云：此名水鼓，病已成，不可复痊矣。章文学旭，字东生，名医也，善治奇疾。往邀之，曰：此非水症，乃积聚所致，不半日可愈。但所用药猛烈，转斗而下，驱水甚疾，试问疾人愿服与否？而病者曰：我已垂殆，苟一线可救，死无憾也。于是取红丸十粒，如绿豆大，以槟榔、枳实等五六味煎汤下之。初觉喉中响声可畏，势将不支。顷之，胸膈间如刀刃乱刺，哀号转掷，痛不可状。又顷之，下水斗许，头面肿退，不逾时又下数升，腹背亦退。病人曰：我今觉胸背顿宽，遂熟睡片刻。时章君犹在坐也，曰：此番不独水去，痞亦当渐散矣。进补剂二日，明后日可连服之，遂辞去。至晚又下水四五升，手足肿全退，不三日病全愈。既而忽痞势摇动，下红黑痢三昼夜，痞亦不见。众医惊服，往叩其故。章曰：此名肠覃，在《内经》水胀论中，君辈自坐不读书耳。皆惭而退。按岐伯曰：寒气客于肠外，与胃气相搏，癖而内着，瘜肉乃生，始如鸡卵，至其成，若怀子之状，按之则坚，推之则移，月事以时下，肠覃生于肠外故也。又有一种名石瘕，病状相同，月事不以时下，石瘕生于胞中故也。皆妇人之病，因有积聚，可导而下，似水胀而非水胀也。临症之工，大宜分别。此疾若非章君，久作泉下之鬼矣。今人能感激如是者鲜矣。《三冈识略》。（《续名医类案》）

【点评】覃，亦通"蕈"。蕈指地上菌也，取肠外息肉生如蕈状名。

肠覃之缘起，多由七情内伤，肝气郁结，气滞血瘀，日久积滞成块而成《灵枢·水胀》云："因有所系，癖而内著，恶气乃起，瘜肉乃生。……久者离岁，按之则坚，推之则移。"本例肠覃日久，气滞血阻，津液输布无权，致遍身皆肿，此为众医家以为四大顽症水臌之缘由，药非对证，岂能缓乎。幸有章氏医家明辨肠覃之证，知其乃气血瘀积之故，重投槟榔、枳实等五六味导下消滞，津液重布、痞消瘀散，症渐向愈。文中还提出肠覃、石瘕二证，以月事通与不通为鉴别，可资借鉴。

内热作渴腹瘕如鸡卵案

立斋治一妇，内热作渴，腹瘕如鸡卵，渐大四寸许，经水三月一至。凡瘕聚癥块，在子宫则不孕，在冲任则不月。肢体消瘦，脉洪而虚，左关尤甚，此肝脾郁结症也。外贴阿魏膏，午前用补中益气汤，午后用加味归脾汤。肝火稍退，脾土稍健，用六味丸、归脾丸间服。又日用芦荟丸二服，空心以逍遥散下。日晡以归脾汤下。调理年余而愈。又治一妇，腹块上攻作痛，吞酸痞闷，面色青黄，此肝脾气滞症也，六君子汤加芎、归、柴、连、木香、吴萸各少许，二服。又以归脾汤，送下芦荟丸。三月余，肝脾和，诸症退。以调中益气汤加茯苓、牡丹皮而经调。（《类证治裁·痃癖癥瘕诸积论治》）

【点评】《类证治裁》为清代林珮琴所撰，广采历代各家，择善而从，务切实用，不以名气大小为取舍标准。该书卷之八《痃癖癥瘕诸积论治》中载明代医家薛己医案两则，其中上列"腹瘕如鸡卵案"，实为"肠覃"，可资借鉴。正如《灵枢·水胀》曰："肠覃何如？岐伯曰：寒气客于肠外，与卫气相搏，气不得荣，因有所系，癖而内著，恶气乃起，瘜肉乃生。其始生也，大如鸡卵，稍以益大，至其成如怀子之状，久者离岁，按之则坚，推之则移，月事以时下。"在治疗时，薛氏并未采取峻厉猛剂，一味攻伐，而是采用扶正祛邪，渐消缓散，内外合治之法，因患者存在日久肢体消瘦，脉洪而虚，邪盛正虚的特点。这与在现代临床中，恶性肿瘤晚期纳差、乏力、消瘦等恶病质之邪盛正虚病机特点较为相似，可见医者运用之妙，存乎一心，不可不知也。

少腹结块肠覃案

蒋　少腹结块,渐大如盘。此属肠覃,气血凝滞而成。拟两疏气血。

香附　五灵脂　红花　当归　泽兰　桃仁　延胡索　丹参　陈皮　砂仁

大黄䗪虫丸,每服二十粒,开水送。(《王旭高临证医案》)

【点评】本案中,王氏对肠覃的认识与《黄帝内经》一脉相承,认为其病机为气血凝滞,治疗当疏通气血。方中香附、陈皮、砂仁以行气,五灵脂、当归、红花等以活血,且活血之药甚于行气之药,这与"有形肿块多瘀血"的特点密切相关。此外,王氏予以大黄䗪虫丸送服,取《金匮要略》"缓中补虚"之意,以达缓中消补,猛而不悍,游刃有余,非医中孟浪所能比也,钦矣。

肠覃石瘕难辨有孕无孕案

陈　经行作呕,血虚肝旺也。呕止而腹中结块,经事四五月不来,当脐跳动,疑为有孕,恐其不然,想由瘀凝气聚与痰涎互结成块耳。《内经》肠覃、石瘕二证,状如怀子,病根皆在乎血,虽不敢大攻,当气血兼理,仿妇科正元散法。

党参　白术　川芎　茯苓　陈皮　半夏　当归　砂仁　木香　枳壳　香附

有孕无孕,最难辨别。此症断乎非孕。服此二十余帖,至八九月而经始行。(《王旭高临证医案》)

【点评】肠覃、石瘕,《黄帝内经》皆有记载,尝谓:"肠覃何如?岐伯曰:寒气客于肠外,与卫气相搏,气不得荣,因有所系,癖而内著,恶气乃起,瘜肉乃生。其始生也,大如鸡卵,稍以益大,至其成如怀子之状,久者离岁,按之则坚,推之则移,月事以时下,此其候也。……石瘕生于胞中,寒气客于子门,子门闭塞,气不得通,恶血当泻不泻,

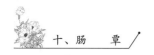

瘀以留止,日以益大,状如怀子,月事不以时下。皆生于女子,可导而下。"从经文可知,肠覃、石瘕同为腹部肿瘤性疾病,两者都可见腹部肿块、状如怀子,但两者病位不同,一在肠外,一在胞宫,月事是否时下为其症状鉴别要点。

本案王氏仿正元散用药之意,用香砂六君子汤加枳壳、香附、当归以行气活血,健脾消导,最终达到渐消缓散、邪去正安之目的。

对于肠覃、石瘕之证,王氏并未一派猛剂攻下,用药平稳。此外,限于历史条件,在古代怀孕与否实难以鉴别,全凭医家临证经验。如非医家胆大心细,否则临证游移,将差之毫厘,谬以千里,可不慎哉!

十一、石　瘕

腹中血块作疼案

（杜）尚书媳妇马氏，年三十二，腹中血块作疼，经五六年，形已骨立，众皆曰不可为。奈其未死何？家甚贫，而大小愍[①]之，一日召杜至，告杜曰：但以济物为怀则可，业已请召明公，非所言也。遂以少物帛赠杜，杜不受。曰：但服某药必获安，无以是为疑。遂示方：用没药、牛膝、干漆、当归各半两，硇砂、木香、水蛭、炒红娘子、炒红花、牡丹皮、朱砂各一分，海马一个，斑蝥去翅足，炒十四个。为末，酒醋各半升，熬为膏，每日天明，用一皂子大，酒醋化下，一月病退，六十日渐安。果如其言。（《医学纲目》卷之二十五《脾胃部·积块癥瘕·妇人血积》）

【点评】本案载于《医学纲目》，实为杜壬医案。杜氏为宋代御医，撰有《医准》一卷，记其平生治人用药的经验，惜其亡佚。杜氏医术精湛，曾与孙兆一起诊治宋仁宗宠妃气厥病证，获宋仁宗良医称赞。案中马氏患腹中血块作疼之证，病情日久，形已骨立，似乃久病之死证，无能无力，正如《素问·玉机真脏论》所云"大骨枯槁，大肉陷下，胸中气满，喘息不便，其气动形，期六月死"。但杜氏诊治后认为并非死证，据其处方，以方测证，可能为大积大聚，邪气隆盛所致"大实有羸状"的真实假虚证，故方中予以大量活血化瘀、破血消癥之动物、矿物攻邪之悍药，终邪去则正安，药到病除。杜氏不仅医术精湛，辨证精准，而且医德高尚，拒收少物帛赠，不愧为德艺双馨之医界楷模。

---

① 愍（mǐn）：怜悯，哀怜。

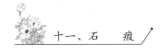

产后丧子而成石瘕案

一妇产后因子死，经断不行半年。一日小腹忽痛，阴户内有物如石硬，塞之而痛不禁，群医不识。青林曰：此石瘕也。用四物汤加桃仁、大黄、三棱、槟榔、玄胡索、附子、泽泻、血竭为汤，二剂而愈。（《古今医统大全》卷之九十二《奇病续抄·阴户如石》）

【点评】产后之人，本易气血亏虚，兼丧子之痛，悲愤交加，气机逆乱，瘀血积于胞中，故经断不行半年，乃成石瘕。四物汤乃古今治疗血证之基本方，加以血竭活血之力更甚，佐以三棱、槟榔、玄胡索破气消积，泽泻泄其阴浊，更兼以附子通十二经之阳，使久滞气血有其出路，故能二剂而愈。

大黄䗪虫丸治石瘕案

李　妇人之病，首重调经。经事初起不来，状如怀子。以后来而略少，但腹渐胀大，三载有余，岂得尚疑有孕？《内经》谓肠覃、石瘕皆腹大如怀子，石瘕则月事不来，肠覃则月事仍来，而提其要曰：皆生于女子，可导而下。夫岂徒有虚文而无斯症哉！余曾见过下红白垢污如猪油粉皮样者无数，调理得宜，亦有愈者。借曰不然，则天下尽有高才博学之医，就有道而正焉，无烦余之多赘也。

大黄䗪虫丸，每朝三十粒，炒大麦芽泡汤送下。（《环溪草堂医案》）

【点评】大黄䗪虫丸出自《金匮要略·血痹虚劳病脉证并治》："五劳虚极羸瘦，腹满不能饮食，食伤、忧伤、饮伤、房室伤、饥伤、劳伤，经络营卫气伤，内有干血，肌肤甲错，两目黯黑。缓中补虚，大黄䗪虫丸主之"，乃治疗虚劳而夹有瘀血之良方，正合妇人石瘕之病机。方中大黄、䗪虫、桃仁、干漆、水蛭、虻虫、蛴螬皆破血活血之"虎狼之药"，先使瘀血速去，新血乃生。可患者毕竟是久病虚劳之人，故又以地黄、芍药、黄芩、杏仁养血润燥清热于后。又制成丸剂，丸则缓矣，俾祛邪而不伤正。此案又加以炒大麦芽泡汤送下，既有下气之功，又能顾护脾胃，甚妙。

十二、恶　疮

单方治背疮恶疮案

一方士尝货药淮西，值兵变，窜入深山，遇老姥，年二百许岁。自谓金亡避兵来此，原完颜氏之医姥也。传以背疮方，用鲜射干一味，每用三钱，研细，温酒调服，干者为末，每服一小钱许，酒下，在上即微吐，在下即微利，功效如神，仍用膏药收口。又传寿星散，治恶疮，痛莫当者糁之不痛，不痛者知痛，大天南星一味为末。《养生主论》。(《名医类案·背痈疽疮》)

【点评】案中所载深山遇医姥授方之事实为虚构杜撰，然所传之背疮、恶疮方真实不虚。《本草备要》记载："射干，泻火解毒，散血消痰。苦寒，有毒。……治喉痹咽痛为要药。"此外，《长沙药解》曰："射干……行积痰，化瘀血，下经闭，消结核，破癥瘕，除疟母。"故知射干可用于热毒壅甚，痰瘀积聚之背疮病证。

对于恶疮的认识，多指疮疡表现为焮肿痛痒、溃烂后浸淫不休、经久不愈、预后不佳者，统称恶疮；现代医学认为，可能是癌症肿毒、红斑狼疮等一类病症。据《神农本草经疏》记载，天南星具有"破坚积，消痈肿"等功效，又《本草便》载其主治"恶疮"。本案中，天南星不但能消疮肿，且止痛通痹功效卓著，能使"痛莫当者糁之不痛，不痛者知痛"，实为临床中一味良药。

总之，本案中所载背疮、恶疮方均为一味药单方，简便廉验，值得进一步深入探索和研究。

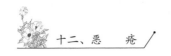

翻花疮外治案

一男子患此症已愈,唯一眼翻出胬肉如血即名翻花疮,三月不愈,乃伤风寒也。以生猪脂调藜芦末涂之,即愈。亦有胬出五寸许者,尤宜用此药也。乌梅涂之亦效,但缓。硫黄亦可。(《续名医类案》)

【点评】《诸病源候论》记载:"反花疮者,由风毒相搏所为。初生如饭粒,其头破则血出,便生恶肉,渐大有根,脓汁出。肉反散如花状,因名反花疮。凡诸恶疮,久不瘥者,亦恶肉反出,如反花形。"该案患者用藜芦研末外掺,有杀虫疗疮止痒之功效。翻花疮外治法,可应用于现代恶性肿瘤中的皮肤癌,为研发各类外治膏药提供线索。

翻花重症案

倪左,江北。八月廿三日。肝郁化火,火盛生痰,痰火上乘,巅顶翻花。疮起经载半,腐溃如岩,流水无脓,易于出血,脉息细弦,舌红苔剥。阴伤火郁,难许收功。勉拟养肝之体,清肝之用。

西洋参　牡丹皮　大生地　稆豆衣　云茯苓　生白芍　夜交藤
真川贝　石决明　钩钩　藕汁　(《陈莘田外科方案》)

【点评】肝体阴而用阳。本例翻花疮,据其"舌红苔剥",肝阴亏虚之象毕露,阴不涵阳,是以肝阳亢盛。治疗上,滋阴以养肝之体,潜阳以清肝之用,乃不易之法。故方中西洋参、生地、稆豆衣、白芍以滋阴柔肝,石决明、牡丹皮、钩钩凉肝息风,看似未顾及局部疮疡,实为治病求本的整体调理之法。

十三、喉　菌

阴虚内热致喉菌案

杨海宁，廿六岁　此劳怯是肾精损而枯槁，龙雷如电光闪烁无制。肾脉循喉，屡受阴火熏灼，必糜腐而痛，冬无藏精，春生寂然，胃气已索，草木何能资生？

猪肤汤。（《叶天士晚年方案真本》）

【点评】猪肤汤出自《伤寒论》第310条："少阴病，下利，咽痛，胸满，心烦，猪肤汤主之。"少阴之脉循咽喉。此医案中，患者肾阴枯槁，虚火循经上熏咽喉导致喉菌。叶天士用猪肤汤治疗，方与证合。盖猪肤是甘寒之药，有滋阴清热作用，可养肺阴，滋肾阴，除客热，以治咽痛；白蜜是白色的好蜂蜜，能润燥养血；白米粉是五谷之一，能养胃气。

救疗喉菌误治致危证案

冯楚瞻治何太学，咽喉口舌腐烂而不疼，胸膈胀闭，不寐不食。脉之，左寸关弦洪搏指，右寸关沉微欲脱。乃平时劳心恼怒，以致内伤身热。医误发散，乃见红点，认为麻疹，更用疏解清托，遂困倦益甚。颊内肿硬，疑为疹毒，更用清凉解毒，于是胀闷不堪，疼痛欲绝。盖劳伤发热，原系中气不足，误发散而荣气逆行，乃为斑点，复误清解，致阴火上浮，齿颊为肿。又谓疹毒，益进寒凉清解，脾胃愈虚，元气愈损，于是咽嗌腐溃成穴而不疼，如物失天日照临，易为腐坏，名为阴烂。非若阳火冲击，为肿为痛也。以熟地一两二钱、炒白术、麦冬各二钱、五味八分、制附子一钱五分，二剂胀减睡安。改用人参三钱、枣仁二钱、熟地四钱、当归一钱五分、牛膝、麦冬各二钱、五味六分、肉桂八分,姜、枣煎,二剂神爽思食,咽喉始痛。此阳和已转,如冻解而水活,故知疼也。外用铜青三钱,煅、人中白二钱、牛黄一分、冰片二分、麝香一分,研极细,少许吹之,涎痰涌出。再吹再流,不日而愈。(《续名医类案》卷十八《咽喉》)

【点评】仲景《伤寒论》有"一逆尚引日,再逆促命期"之训。本例前医辨证识病不明,以致用药一误再误,导致阴阳两虚之危候。后医认为,患者咽喉口舌腐烂而不痛,此为弱阳不能与邪相争,经过阴阳双补治疗后,阳气恢复,出现咽喉疼痛,再吹外用药物而病愈。妙在辨证精准,紧抓病机,处方用药精当,宜其克奏肤功也。

喉生叠肉状似鸡冠之喉岩案

一人喉生叠肉,状似鸡冠,搅塞要路,惟进米饮,症名喉岩,以火烙烙平,服解郁方乃消。三月后翻肿胜昔,难语难食,时流鲜血,知是冤报,未久遂卒。(《医门补要》)

【点评】《医门补要》是清代赵濂宗历代名家先哲的医理,结合个人历年治疗内外科疾病的临证心得而编著的一部临证经验录。全书共记载临床各科医案190余例。本案为喉岩,临床表现主要为喉部肿块、吞咽困难、溃烂流血、愈后复发等,与现代肿瘤学中喉癌描述基本类似。现代中医认为,本病主要病机为郁怒伤肝,思虑伤脾,以致肝脾两伤,气滞血凝而成。试观本例之治,内予解郁消肿之方,外以火烙之法,内外合治,虽病情暂时好转,但短时复发加重,不久死亡。限于历史条件,古人对本病认识不深,竟归咎于冤魂索报,良可叹哉!

十四、茧　唇

外治法治茧唇案

患者唇部微肿湿烂，或冷或热，乍瘥乍发，积年累月，不易告痊，亦名沉唇，又名茧唇。方用：

石硫黄　白矾　朱砂　水银　麝香　黄柏各一分

上共研瓷钵中，以水银不见为止，用腊月豚脂和如泥，先拭净涂之。日三五，以瘥为度，甚良。(《华佗神方》卷四《华佗治紧唇神方》)

【点评】《素问·五常政大论》云："大毒治病，十去其六。"石硫黄、白矾、朱砂、水银皆为大毒之品，去腐生肌，收敛疮口，需中病即止，不能过量。然目前临床使用此类药物外治癌肿已不常见，缺乏经验，疗效不得而知。

方随证变治疗茧唇案

一妇人怀抱久郁，患茧唇，杂治消痰降火，虚症悉具，盗汗如雨。余谓此气血虚而有热也，用当归六黄汤，内黄芩、连、柏俱炒黑，二剂而盗汗顿止。仍用归脾汤、八珍散兼服，元气渐复。更以逍遥散、归脾汤，间服百余剂，而唇亦瘥。(《校注妇人良方·妇人茧唇方论》)

【点评】此案病机为气郁日久化火、炼液凝痰成茧唇，治疗上理应调畅气机为主，然过用消痰降火药物，导致气血亏虚，水火不济，火热熏蒸，是以盗汗如雨。采用当归六黄汤滋阴降火、固表止汗，热清则火不内扰，阴坚则汗不外泄。二剂后盗汗止，为虚热已清，后采用归脾汤、八珍散补益气血，回复元气。正气恢复后，再针对气郁之病

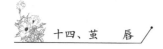

机,予逍遥散舒畅气机,归脾汤补益心脾,气机调畅则百病不生,正气充足则恶疾自消。

肝火血热致茧唇案

一妇人患茧唇,月经先期,予以为肝火血热。不信,乃泛用降火之剂,反致月经过期。复因劳怒,口噤呻吟,肢体不随,六脉洪大,面目赤色,用八珍加五味、山栀、丹皮、麦门数剂渐愈,兼用逍遥散、六味丸料,各三十余剂全愈。(《证治准绳·疡医》卷之五《发痉》)

【点评】茧唇初期以实证为主,无论脾胃积热、心脾积热、脾经风热、肝火炽热,还是胃火炽盛,均需清热以降火。而日久火热化燥,耗伤阴液,又宜滋阴以润燥,尤需滋肾阴而引火归原。临床辨证当分清病程长短,邪正盛衰,务使祛邪不伤正,扶正不恋邪。

内外结合治茧唇案

魏子一患嘴唇干燥,皮渐裂痛,自服甘露饮大剂旬日,微获小效,而病成痼疾,乞诊于余。诊得左右两关脉弦而散,显是津液不能上滋,延成茧唇。令内服滋液育阴,二地、二冬、元参、梨汁等为丸常服,外用神水点擦,日服一小杯,两月而瘳。(《肯堂医论》卷下《神水治验》)

【点评】本例阴液亏虚,津液不能上承,而出现嘴唇干燥、皮肤皲裂,由于治不得法,病成痼疾。王肯堂采用内服滋补阴液之品,外用神水化痰散结消肿,持续2个月才愈。可见肿瘤疾病的治疗不但需要辨证精准,而且服药要持之以恒,缓缓收功,欲速则不达也。

《肯堂医论》载有制神水秘法:用青铅熔化,散浇于地成为片,取起,剪作长条数块,一头钻眼,悬吊于锅。锅内置烧酒,之上仰张盆,盆与铅相近。锅下燃火,使酒沸而气上冲,放铅片,铅片上有水,滴下盆内,为之神水,取服之。以此水从下而上,能升肾中之水,救上之燥干也。

清凉法治茧唇风案

茧唇风红肿,清凉主之。

乌犀角　麦冬肉　桑白皮　白蒺藜　甘菊花　羚羊角　炒黄芩建连翘　净蝉衣　(《临证一得方》卷一《首部·茧唇》)

【点评】以方测证,本例茧唇当兼有热极生风,如上文"肝火血热致茧唇案"中"口噤呻吟,肢体不随"等症状。

黄蔷薇根汁含漱治茧唇案

一妊妇口糜裂,名茧唇,取黄蔷薇花根,用二次米泔水和擂汁,含漱数次愈或取根洗净捣本汁搽唇上亦效。(《秘珍济阴》卷之一《胎前门·妊娠杂症》)

【点评】此案茧唇当有口疮或唇溃疡之症状,多因热毒、湿毒、胃火、心火等所为。黄蔷薇花根,味苦、涩,性凉,入脾、胃、肾经,具有清热解毒等作用。临床应用时当捣汁或浓煎,含漱,徐咽。

热遏阳明致茧唇案

周　角里

膏粱厚味,热遏阳明,发为茧唇。不治,则成中消之证,后难挽矣。

麦冬　银柴胡　甘草　石斛　黄芩　茵陈　知母　中生地　枳壳　犀角　枇杷叶　(《外证医案汇编·唇疡》)

【点评】茧唇是以口唇肿起,皮白皱裂形如蚕茧,溃烂出血为主要表现的肿瘤性疾病。其病机主要有心思太过,忧虑过度,心阴耗损,心火内炽,移热于脾,郁结于唇;或过食煎炒炙煿,醇酒厚味,脾胃受伤,积热酿痰,痰随火升,留注于唇;或肾阴亏损,相火上炎,火毒蕴结于唇。本例茧唇系脾胃积热,炼液成痰,痰火流注于唇而成,故采用清热凉血、养阴生津之品治疗。至于茧唇与"中消"的关系,两者虽

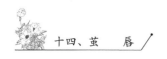

同为阳明胃热所为,但似无必然联系。

内外合病茧唇案

顾　唇茧唇风,肿硬,牙龈红肿,表热胸闷,汗少烦躁。内外两病,正在发越之时,未可泛视。

桑叶　银花　枳壳　赤苓　丹皮　土贝　竹茹　地丁草　连翘大竹叶　益元散包　白茅根　(《曹沧洲医案·唇齿舌门》)

【点评】《类证治裁》谓:"有唇口紧小,不能开合,名唇茧者。"唇茧者,上下唇绷急,唇口开合困难,饮食言笑受限,极感痛苦,此因心脾积热不解,液聚化为痰火所致。本例复感风热夹湿之外邪,治疗上采用辛凉透表、清热利湿之法,以驱除外邪,此"急则治其标"之法则也。

十五、舌　菌

心脾火郁致发舌疳案

心脾火郁致发舌疳，舌根肿溃，连及咽喉，症非轻候。宜养阴清解。

细生地　丹皮　大贝　连翘　元参　生蒲黄　蛤粉　麦冬　甘草　桔梗　黄柏　竹茹

舌糜于左，心火上盛，肾水不足，谨防舌疳之患。

西洋参　麦冬　甘草　青果　六味丸　（《马培之医案·舌疳》）

【点评】舌疳又名舌菌。《医宗金鉴》云："舌疳心脾毒火成，如豆如菌痛烂红。"本病发于舌部，多由心脾二经毒火上炎所致。初则舌肿如豆，渐至肿如菌样，头大蒂小，故也称舌菌。《黄帝内经》曰："诸痛痒疮，皆属于心。"舌为心之苗，母病往往及子，故舌疳一症多属心脾内热使然。本例病势凶险，治当从本而入，多用心脾二经之药，凉血清热，滋阴泻火。理法方药恰当，可资参考。

舌疳将成案

心火上炎，有舌疳之势。

漏芦　蒌霜　川贝母　雅连头　灯心　（《旌孝堂医案·舌疳》）

【点评】"上工治未病"，此案虽简单，但立法精准，清心火，散痰结。雅连头、灯心入心经，去心经实火；蒌霜、川贝母软坚化痰之功甚雄；漏芦清热解毒，消痈止痛，现代药理也明确记述本品有抗肿瘤疗效。医案虽只言片语，理法方药甚妙。

十六、鼻　渊

鼻渊变为鼻衄证治案

金　胆热移脑，辛颍鼻渊。鼻渊者，浊涕下不止也。久而不已，传为鼻衄，防其目暗无光。

乌犀尖八钱，先煎　京玄参三钱　辛夷二钱　鲜生地八钱，洗切　生锦纹大黄四钱　石决明八钱，先煎　苍耳子三钱　（《环溪草堂医案》卷四《鼻渊鼻痔鼻衄》）

【点评】鼻渊的病名首见于《素问·气厥论》："胆移热于脑，则辛颍鼻渊。鼻渊者，浊涕下不止也。"鼻渊重症又名脑痛、脑崩、控脑砂。一般来说，鼻渊多属现代鼻窦炎一类疾病，若见鼻中流血淋漓，腥臭难闻，头目昏晕，形体消瘦者，已成控脑砂，有癌变可能，切勿等闲视之。本例鼻渊，传为鼻衄，即鼻血不止，当非轻症，须警惕癌变。

处方以乌犀尖凉血平肝解毒；生地、玄参凉血滋阴养肝，石决明平肝潜阳、清热明目，防其发生"目暗无光"变证，有先安未受邪之地之意；锦纹大黄凉血解毒，导热下行；辛夷、苍耳子通鼻窍。

肝火鼻渊案

范左　肝火熏蒸，上逼于脑，致鼻渊久漏不止，气味臭秽。脉细弦，左尺小涩。深恐脂液枯槁，而致难支。

煨石膏　生薏仁　山栀仁　北沙参　炙升麻二分　西洋参　肥知母　赤白苓　藿胆丸以藿香末和胆汁为丸　（《张聿青医案》）

【点评】鼻渊发展至久漏不止，气味臭秽，脉细弦，左尺小涩，脂液枯槁，正气难支堪虑，预后多属不良。从现代医学观点来认识，癌变须知排除。观其方药，重在清火解毒，补益气阴，标本兼治，力挽狂澜。

鼻渊日久致真阴损耗案

汜水郭赞猷，鼻渊数月，营卫受亏，清空之所升腾太过，络道无以荣养，频流红涕，寒热交争，食懒神倦，六脉细数。此真阴日渐消灼，救阴药无速功，用玉女煎加味治之。

大生地　连心麦冬　熟石膏　怀牛膝炭　白知母　荷叶露

（《临证经应录》卷二《七情内伤门·鼻渊》）

【点评】患者鼻渊病数月，结合"食懒神倦，六脉细数"，尤其是"频流红涕"等症状，显属阴血耗伤，络脉受损之重症，似有"控脑砂"之变端。方用玉女煎加味，既清阳明之热毒，又滋养耗伤之阴液，堪称两全其美。用荷叶露者，取其升清降浊、解毒生津之功。

十七、脏　毒

耽饮无度脏毒案

洛阳一女子，年四十六七，耽饮无度，多食鱼蟹，摄理之方蔑如①也。后以饮啖过常，蓄毒在脏，日夜二三十泻，大便与脓血杂下，大肠连肛门痛不堪。任医以止血痢药不效，又以肠风药则益甚。盖肠风则有血而无脓，凡如此已半年余。气血渐弱，食渐减，肌肉渐瘦，稍服热药则腹愈痛，血愈下；服稍凉药则泄注，气羸，粥愈减；服温平药则病不知。将期岁，医告术穷，垂命待尽。或有人教服人参散，病家亦不敢主当，谩②与服之。才一服，知；二服，减；三服，脓血皆定。自此不十服，其疾遂愈。后问其方云：治大肠风虚，饮酒过度，挟热下痢脓血，疼痛多日不瘥。樗根白皮、人参各一两为末，二钱匕，空心温酒调下，以温米饮代，忌油腻、湿面、青菜、果子、甜物、鸡、鱼、蒜等。（《医说》卷六《肠风痔疾·脏毒下血》）

【点评】肠风脏毒相当于现代医学的痔疮痔漏、结肠炎乃至直肠癌之类疾病。本例患者病已发展至"气血渐弱，食渐减，肌肉渐瘦"，且医者称"术穷，垂命待尽"，其恶性病变不得不考虑。观其处方，由樗根白皮、人参二味组成。盖樗根白皮功能清热、燥湿、涩肠、止血，主治赤白久痢等疾；人参大补元气。药虽二味，力专效宏，值得效法。

假道灭虢治肠风脏毒案

新市陈鹿塘先生，原有肠风脏毒之症，大便燥结，数日不能一

---

① 蔑如：犹不如，不及。

② 谩（mán）：欺骗，蒙蔽。

行,痛苦殊甚。此胃寒肠热之症,其脉两寸皆数,两关皆弦而无力,两尺洪滑而左尤甚。诊毕,渠告予曰:病数年,百医不效,望生难矣。闻公治多奇中,冀一奇而生之,实再造之恩也。予怜其苦,而俯想久之。因思李东垣有云:大肠喜清而恶热,脾胃喜温而恶寒,以胃属土,而大肠属金也。今治肠胃相兼之疾,必寒非凄凄,热非灼灼始可。乃详酌一方,专以肠风脏毒之药为君主,外以养血之剂裹之,使不伤胃气。盖药先入胃,而后传入大肠,入胃时裹药未化,及入大肠则裹药化,而君药始见,庶几两不相妨,亦假道灭虢之策也。因以大黄酒浸九蒸九晒者二两,槐花三两,木耳二两,郁李仁、皂角子、象牙屑、条芩各一两,血余灰、升麻、荆芥穗各五钱为末,炼蜜为丸,赤豆大,外以四物汤加蒲黄各一两为衣,米汤送下,空心及下午各服二钱。服此果然血止,而大便不燥,饮食日加。鹿塘大喜曰:古称用药如用兵,奇正相生,鲜有不克敌者,其公之谓乎。(《孙文垣医案》卷二《三吴治验·陈鹿塘肠风脏毒大便燥结》)

【点评】本案妙在以肠风脏毒之药为君主,外以养血之剂裹之,使不伤胃气,此乃假道灭虢之策也,跟现代医学的肠溶胶囊有异曲同工之妙。中医的超前意识,在中药剂型上亦有所体现。

脏毒下血误当痢治案

王祖泉,大便里急后重,腹痛,日夜下紫黑稠粘三四十度。市中凡有名者,雷同痢治,自秋历冬,三越月不瘳。形色瘦瘁,匙箸厌举,即勉强仅一盏而止,眼阖懒开,悉以为不治弃去。访余脉之,六部濡弱,观其所下之色甚晦,如芋苗汁之状。予曰:观此色,非痢,乃脏毒下血症。《医说》中人参樗皮散,正此对腔剂也。即制与之,其夜果减半,终剂全愈。方以人参、樗根白皮各二两,为末,每空心米饮调服二钱,忌肉汁、生菜、鱼腥。(《孙文垣医案》卷二《三吴治验·王祖泉脏毒下血》)

【点评】本例脏毒下紫黑稠黏大便,日三四十度,且见"形色瘦痒,匙箸厌举",病已至此,预后堪虑。所用人参樗皮散,其作用当与上文"耽饮无度脏毒案"互参。

脏毒误用寒凉致脾胃大伤案

一男子,脏毒下血,服寒凉败毒药,不惟不能止,且饮食日减,肢体愈倦,脉数而涩。先以补中益气汤,数剂少止。更以六君子汤加升麻、炮姜,四剂而止。乃去炮姜,加芎、归,月余脾胃亦愈。尝治积热成风下血者,先以败毒散散之。胃寒气弱者,用四君子汤,或参苓白术散补之,并效。(《景岳全书》)

【点评】脏毒下血不可一味解毒排脓,清肠祛湿,凉营止血。中气不足,血随气陷便血者,多素有饮食失调,劳倦太过,以致损伤脾胃,气虚下陷,血失升举统摄,下溢肠中而致脏毒下血。《金匮翼》曰:"中者,脾胃也。脾统血,脾虚则不能摄血。脾化血,脾虚则不能运化。是皆血无所主,脱陷妄行。"该男子服寒凉败毒药,不惟下血不能止,且饮食日减,肢体愈倦,脉数而涩,实为脾胃虚寒、胃气羸弱之象,宜乎补脾升陷、收涩止血治之。补中益气汤、六君子汤、参苓白术散等皆是补益脾胃之名方,故获良效。

究因而治脏毒下血案

一男子,脏毒下血,脾气素弱,用六君子汤加芎归、枳壳、地榆、槐花,治之而愈。后因谋事血复下,诸药不应。余意,思虑伤脾所致,遂投以归脾汤,四剂而痊。大抵此证所致之由不一,当究其因而治之。丹溪云芎归汤一剂,乃调血之上品。热加赤茯苓、槐花,冷加白茯苓、木香,此则自根自本之论也。虽然血气出于谷气,故大肠下血,以胃药收功,宜四君子汤,或参苓白术散,以枳壳散、小乌沉汤和之,胃气一回,血自循经络矣。凡肠风者,邪气外入,随感随见。脏毒者,蕴积毒久而始见。又云,人惟坐卧风湿,醉饱房劳,生冷停寒,酒面积热,以致营血失道,渗入大肠,此肠风脏毒之所由作也。挟热下血者,清而色鲜;挟冷下血者,浊而色黯。清则为肠风,浊者为脏毒。先便而后血者，其来远；先血而后便者，其来近。治法大要，先当解散脾胃风邪，热则败毒散，冷则不换金正气散加川芎、当归，后随其冷热治之。(《景岳全书·外科钤下·痔漏》)

【点评】案谓"脏毒者，蕴积毒久而始见"，说明其病根深蒂固，非轻浅之症可比。本案对肠风、脏毒两病的病因病机、临床表现作了精要论述，对临证鉴别诊断颇有裨益。

柿饼灰治脏毒下血案

方勺《泊宅编》云：外兄刘掾病脏毒下血，凡半月，自分必死。得一方，只以干柿烧灰，饭服二钱，遂愈。又王璆《百一方》云：曾通判子病下血十年，亦用此方，一服而愈。为丸为散皆可。《本草纲目》。(《续名医类案》卷三十三《外科·肠风脏毒》)

【点评】《本草纲目》云："柿乃脾、肺血分之果也。其味甘而气平，性涩而能收，故有健脾涩肠、治嗽止血之功。盖大肠者，肺之合而胃之子也。"《环溪草堂医案·便血》云："柿饼灰，性凉而涩，清大肠之血也。"王玷桂《不药良方》即载有棉子与柿子同用以"治肠风下血：生柿子二个，竹刀切去蒂核，以棉花子塞入柿内，仍盖好，瓦上煅存性，研细末，米饮热调服，重者三服"。王旭高治肠风脏毒，常以棉子肉灸炭、柿饼灸炭共研末服，并注明"此方治诸便血皆效"。本案仅柿饼灰一味药，单刀直入，力专效宏，有专病专药之功效，很值得深入应用和研究。

湿热下注脏毒案

脏毒由湿热下注而成。

炒蒌仁　忍冬藤花　粉草薢　土贝母　石决明　火麻仁　松子仁　甘草梢　制首乌　通天草

复　加羚羊角　(《临证一得方》卷三《上下身内痈部·脏毒》)

【点评】脏毒的原因很多，湿热为患较为多见，本例乃湿热下注

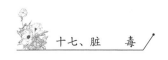

使然,故用清热利湿之剂,恰合病机,效验可期。

阴虚湿热蕴蒸脏毒案

魏左。阴虚湿热蕴蒸,内肛作痛,大便下血,舌红苔糙,脉息濡数。虑成脏毒,冀消为吉。拟清化通腑法。

细生地　肥知母　赤芍　瓜蒌仁　郁李仁　川黄柏　丹皮　枳壳　白杏仁　柏子仁　火麻仁　(《陈莘田外科方案》)

【点评】本案为脏毒虚实夹杂之证,乃阴虚火旺、湿热下注而致。方中用知母、黄柏,既能滋阴降火,又能清利湿热;配瓜蒌仁、郁李仁、火麻仁等润肠泻热;细生地、赤芍、丹皮养血补血,凉血止血;湿气壅滞,故以枳壳理气行滞。堪称法合、方妥、药当,可获良效。

阴虚湿热下注结为脏毒案

孙左。阴虚湿热下注,结为脏毒,脓从内出,余肿余坚不化,大便作痛,其邪留恋,极易淹缠成漏。拟清化法。

细生地　天花粉　丹皮　茯苓　槐花米　当归　川黄柏　知母　赤芍　甘草节　(《陈莘田外科方案》)

【点评】本例为阴虚湿热下注结为脏毒,系本虚标实之证,因此清肠祛湿、凉营止血为主要治则。方中黄柏清热燥湿,解肠中热毒,当归柔肝和血,与丹皮合用,即"行血则便脓自愈"之理,取赤芍苦酸寒泄热,敛阴和营,缓急止痛,更用天花粉、生地、知母以养营阴,顾护阴液。

十八、五色带

秋后带见五色案

《经》以任脉为病，女子带下。客秋小便有血，秋后带见五色，每逢小便作痛，夜寐不安，饮食不甘，心移热于小肠，湿热，肝火内郁。病延半载，极难奏效。

山栀子一钱五分　海金沙一钱　甘草节一钱　扁竹三钱　太子参三钱　湖丹皮一钱　龙胆草一钱　莲子心八分　赤茯苓三钱　侧柏叶一钱　灯心草三寸

服药四帖，赤带仍多，白带微解，寒热已轻，小便痛亦微止，卧稍安，饮食亦甘，原方加减。

七正散加生地、丹皮、灯心。

寒热已解，带亦减，溲痛亦宁，欲食渐增，原方分量略更。

迭进七正散加味，带下已痊，溲痛已愈，饮食亦甘。惟血虚头痛，两腿酸楚。乃气血两虚，肝肾湿热未清，归芍地黄汤加减。

归芍地黄丸去萸肉，加草梢、萹蓄、竹叶、灯心。

带下溲痛俱愈，惟右胁作胀，血虚头痛，精神不振。宜补三阴，佐化湿热。归芍地黄丸、桑螵蛸、草梢。（《王九峰医案》卷下）

【点评】王之政，字献廷，号九峰，为清代乾嘉年间丹徒（今属江苏）世医，清代著名医家。其论证，每引《内经》以发微，运用脏腑五行生克制化阐述病机。本案患者初由心火旺盛，移热于小肠，致邪热扰动下焦，波及血分，故尿血；日久湿热胶黏，缠绵体虚，故成五色带。其溲痛，湿热之盛也；其眠差，心火之旺也；其饮食不甘，内郁肝木而克脾土也。

初诊以山栀、丹皮、侧柏叶凉血清热,海金沙、龙胆草清利湿热,扁竹、莲子心、灯心草、赤茯苓导心火从小便而出且兼顾安神,太子参扶助正气。服药四帖,诸症稍减,唯赤带仍多,乃凉血利湿加重之,以七正散加生地、丹皮、灯心。生地、丹皮、栀子凉血热,车前子、木通、龙胆草、萹蓄清湿热,赤茯苓、灯心导心火下行。三诊余症悉退,唯带下未痊,乃原方分量略更而迭进之。四诊带下已痊,唯血虚头痛,两腿酸楚,辨证气血两虚兼肝肾湿热,乃以归芍地黄汤加减。因山萸肉补肝肾而性酸涩,恐敛邪,故去之,加甘草梢、萹蓄、竹叶、灯心利湿热从小便而出。五诊实证悉退,虚证又起,乃以补虚为主,佐以祛邪,以归芍地黄丸加桑螵蛸、甘草梢善其后。

肝郁不舒气痹络伤带下五色案

少腹胀痛,带下五色,四肢清冷,病起年余。兹脉象左沉濡、右虚弦而大,总由肝郁不舒,气痹络伤,八脉不能拥护。傅青主于五色带下,强分五脏,穿凿不经,今专以疏肝为主。

炒柴胡　炒川楝　炒归身　小青皮　荆芥炭　炒延胡　炒白芍　炒车前　制香附　云茯苓　淡吴萸　炒黄芩　(《清代名医医案精华·秦笛桥医案精华》)

【点评】秦笛桥,晚清名医,秦伯未祖父。少腹为肝经所过,肝郁不舒则气行不畅而胀痛;肝郁日久,气痹络伤,兼杂湿热,则下五色带;肝郁致阳气郁于里,不能行于表,则四肢清冷;左脉沉濡,乃因肝血虚滞;右脉虚弦而大,是为肝气过旺。

方以柴胡、香附疏肝郁,川楝、青皮、延胡索行肝气,归身、白芍养肝血,黄芩清肝热,此乃治此病之本;车前子、茯苓利湿,荆芥炭止带,吴萸散四肢寒且止腹痛,此乃治此病之标。

高年赤白带案

虞女。六旬外年,始患赤白带交杂,继沥黄浊甚多,溲勤数而作痛,气从下坠,少腹胀,尾闾酸楚,脉虚数,舌红中黄。肝肾之阴气久亏，湿浊乘虚下注，冲带二脉不调也。久延非宜。

大生地五钱　白归身二钱　川杜仲四钱　煅牡蛎五钱，先煎　大白芍二钱　泽泻一钱五分　川草薢四钱　云苓三钱　乌贼骨四钱，炙　焦白术二钱　川楝子一钱五分　莲子七粒

二诊：高年赤白带，化为黄水，淋浊不已，小溲勤数，点滴作痛，少腹胀，气坠，下及尾闾，脉虚细小数，舌心浮黄。肝肾久亏，湿热乘虚下注，冲带不调，最难速效之候。

大生地五钱，炙炭　鹿角霜二钱　大白芍二钱　青升麻六分　炙黄芪二钱　大麦冬二钱　白归身二钱　川楝子一钱五分　云苓三钱　泽泻二钱　莲子十粒，连心

另：补中益气丸二两，滋肾丸一两，和匀。每服三钱，开水下。（《贺季衡医案》）

【点评】贺季衡，原名钧，号寄痕，丹阳县城人。清末孟河医家。本案患者肝肾久亏，湿浊下注，冲带不调，治以生地、归身、白芍养血，杜仲补养肝肾，白术、云苓、莲子健运中焦，泽泻、草薢利湿，乌贼骨、牡蛎收涩止带，川楝子行气止痛。二诊诸症不退，因年高体虚，难以速效，故以补养为主。生地、白芍、归身养血，鹿角霜温阳止带，黄芪、升麻补气升阳，云苓、泽泻、莲子健脾利湿，川楝子行气，麦冬养阴。另进服补中益气丸和滋肾丸，脾肾双培。

女子带下瘕聚案

经以任脉为病，女子带下瘕聚。客秋溲血后，带见五色，溲痛如淋，夜寐不安，饮食少进，往来寒热。心移热于小肠，损及奇经八脉，湿热、肝火内扰所致也。大生地、赤茯苓、白通草、粉丹皮、当归身、生甘草梢、福泽泻、萹蓄、瞿麦、龙胆草、川黄柏。

服煎四剂，带下白减赤多，寒热已轻，溲痛已缓，夜卧渐安，饮食亦进。原方去黄柏，加银柴胡。原方加减又服四剂，寒热已解，溲痛亦除，饮食畅进，赤带仍多，原方加椿根白皮。

原方加椿根白皮又服四剂，赤带亦除，诸症悉退。但二气久伤

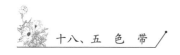

未复,当以阴阳两补,脾肾双培,以善其后。

　　大熟地、怀山药、山萸肉、粉丹皮、福泽泻、赤茯苓、人参、冬白术、炙甘草、绵黄芪、当归身、酸枣仁、远志肉、广木香、生姜、大枣、龙眼肉煎水叠丸。早晚各服三钱。(《问斋医案》)

　　【点评】蒋宝素,字问斋,号帝书,清代医家,江苏丹徒人,王九峰门人,著有《医略稿》《证治主方》《问斋医案》《医林约法三章》《伤寒表》等。本案初由心火移热于小肠,邪热盘踞下焦,湿热胶结,加之肝火内扰而成。初诊以生地、丹皮、归身凉血,萹蓄、瞿麦利湿,龙胆草、黄柏燥湿,赤茯苓、通草、泽泻导心火从小便而出。煎服四剂,带下白减赤多,余症皆缓。二诊守原方去黄柏,加银柴胡,加重清虚热的力度,煎服四剂,余症悉解,唯赤带仍多。三诊守上方加椿根白皮,清热燥湿止血。再服四剂,诸症悉退。四诊阴阳未复,当阴阳两补,脾肾双补,方以六味地黄丸合归脾丸善其后。

十九、肾岩翻花

肾岩翻花难治案

肾岩乃疡科恶候，鲜有收功。经治以来，翻花肿硬虽见松轻，究未可恃也。仍宗前法进步。

红枣　藕　怀山药　当归　黄柏　泽泻　茯苓　知母　麦冬

坚岩肿势较平，慎防出血，拟方多服保守而已。

怀山药　当归　川连　生地　黄柏　赤白芍　泽泻　龟板　茯苓　知母　乌鲗骨　丹皮

玉茎者，即宗筋也，乃肾脏之主。又十二经络之总会马口，端属手少阴心经。肾脏阴虚火郁，心肝二脏之火复会于此。始时茎头马口痒碎，渐生坚肉，业已年余。今夏破溃翻花，出数次，火郁日久，必致外越，血得热而妄行。《经》云：实火可泻，虚火可补。且龙雷之火不宜直折，脉细数，阴分大伤，急当峻补真阴，兼介类潜阳之法。俾龙雷之火得以归窟，而外患方保无虞。

西洋参　麦冬　丹皮　天冬　小生地　元武板　粉茸　泽泻白芍　藕　（《马培之医案·肾岩》）

【点评】《疡科心得集·辨肾岩翻花绝证论》曰："夫肾岩翻花者，俗名翻花下疳。……由其人肝肾素亏，或又郁虑忧思，相火内灼，水不涵木，肝经血燥，而络脉空虚，久之损者愈损，阴精消涸，火邪郁结，遂遘疾于肝肾部分。"肾岩翻花与舌疳、失营、乳岩为外科四大绝证，治疗效果甚微，预后不佳。历代医家对本病的治疗多以清解下焦湿热为大法，但也不乏虚证而用滋养者。肾岩翻花即西医病名中的阴茎癌，是一种比较少见的恶性肿瘤，常见的发生部位在包皮系带附近、阴茎头冠状沟、包皮内板及外尿道口边缘;它的发生与包茎、包皮过长及包皮垢的刺激有密切关系,易于早期发现。临床表现常在龟头或包皮内板出现丘疹、湿疹、疣、水疱及溃疡等,有的呈乳头状生长,或溃疡经久不愈,临床疗效甚微。本案对本病的发病部位、病因病机、治法方药和预后情况有所阐述,可供参考。

肾岩肝气欲绝案

周　肾岩已成,由肝象郁结而来,肝有欲绝之形,必须畅舒开怀,庶几无放血之验。

大补阴汤　阿胶　青盐　(《谦益斋外科医案》下编《前阴部·肾岩翻花》)

【点评】《读医随笔》云:"故凡脏腑十二经之气化,皆必借肝胆之气化以鼓舞之,始能调畅而不病。"盖肝藏血,主疏泄,调节人体气机与气血升降。肝郁气滞是疾病发生发展的重要致病因素。肝与阴茎癌的发生发展及预后的关系尤为密切。现代医学认为,情绪影响下丘脑－垂体－肾上腺内分泌轴,使机体免疫功能降低,促使部分突变细胞"脱逸"免疫系统监视,导致阴茎癌恶化。

翻花疮腐溃流脓案

许左,盛泽。二月廿三日。素有遗泄,阴分内亏,湿下注玉茎,翻花疮腐溃流脓,内肿高突,由来数月,理之棘手。

细生地　石决明　川黄柏　甘中黄①　淡竹叶　牡丹皮　黑山栀　肥知母　细木通　福泽泻　赤苓　(《陈莘田外科方案》)

【点评】此案为虚中夹实之证,不可一味攻下湿热,以伤肾精。治以生地黄、知母滋养肾阴,固本培元,辅以黑山栀、牡丹皮、人中黄、黄柏清热凉血止血,泽泻、竹叶、木通、赤苓淡渗利湿,使湿热之邪有所出路,希冀扶正不恋邪,祛邪不伤正。

---

①　甘中黄:即人中黄。

湿热化毒玉茎翻花案

徐左，吴江。七月初一日。酒湿伤中，痰随气升，纳食则呕，腹中膨胀，四肢浮肿，大便艰涩，小溲短少，舌苔白，脉濡细，非膨即膈之见端也。湿郁化热，湿热化毒，玉茎翻花，疮内突腐溃，脓水并流，此属难治之症也。内外两病，一身何堪抵御耶？权拟治内主之，理外佐之，冀其带疾延年而已。

牡丹皮　益智仁（加青盐，三分）　真穹术　福泽泻　甘中黄　车前子　木猪苓　赤茯苓　红琥珀　黑山栀　粉萆薢　块滑石

二诊　石菖蒲　甘草梢　青盐三分　生冬术　猪苓　大腹皮广木香　粉萆薢　赤茯苓　泽泻　炒麦仁　益智仁　枳壳（《陈莘田外科方案》）

【点评】本案患者酒湿伤中，先有膨膈之证，后经湿郁化热，湿热化毒，形成玉茎翻花。此本属难治之症，但提出"带疾延年"，这与现代"带瘤生存"观点如出一辙，对临床恶性肿瘤类疾病的治疗具有重要指导意义。

引用书目

1. (汉)华佗.华佗神方.(唐)孙思邈,编集.杨金生,赵美丽,段志贤,点校.北京:中医古籍出版社,2001.

2. (宋)陈自明.校注妇人良方.(明)薛己,校注.上海:上海卫生出版社,1956.

3. (元)罗天益.卫生宝鉴.许敬生,校注.北京:中国中医药出版社,2007.

4. (明)楼英.医学纲目.阿静,闫志安,牛久旺,校注.北京:中国中医药出版社,1996.

5. (明)王肯堂.证治准绳.吴唯,刘敏,侯亚芬,校注.北京:中国中医药出版社,1997.

6. (明)薛己.外科心法.《薛氏医案二十四种》明刻本.

7. (明)江瓘.名医类案.新安鲍氏知不足斋刻本.清乾隆三十五年庚寅(1770).

8. (明)龚廷贤.寿世保元.鲁兆麟,等点校.沈阳:辽宁科学技术出版社,1997.

9. (明)薛己.外科枢要.北京:人民卫生出版社,1983.

10. (明)陈实功.外科正宗.裘钦豪,高葆良,杜江南,点校.上海:上海科学技术出版社,1989.

11. (明)薛己.薛案辨疏//盛维忠.薛立斋医学全书.北京:中国中医药出版社,1999.

12. (明)孙一奎.孙文垣医案.中国医学大成本.

13. (明)缪希雍.先醒斋医学广笔记.京口大成堂刻本.明天启三年癸亥(1623).

14. (明)张介宾.景岳全书.夏之秋,等校注.北京:中国中医药出版社,1994.

15. (明)李中梓.里中医案.(清)李延罡,编.清抄本.

16. (明)徐春甫.古今医统大全.崔仲平,王耀廷,主校.北京:人民卫生出版社,1991.

17. (明)薛己.外科发挥.《薛氏医案二十四种》明刻本.

18. (明)武之望.济阴济阳纲目.苏礼,主校.北京:中国中医药出版社,1996.

19. (清)吴楚.医验录.抄本.

20. (清)叶桂.临证指南医案.苏州经钽堂朱墨刻本.华岫云,编.徐大椿,评.清道光二十四年甲辰(1844).

21. (清)叶天士.未刻本叶氏医案.程门雪,校.上海:上海科学技术出版社,1963.

22. (清)叶桂.叶氏医案存真.叶氏家刻本.叶万青,编.清道光十六年丙申(1836).

23. (清)叶桂.叶天士晚年方案真本.苏城六润斋刻本介石堂藏板.徐大椿,评.清光绪十五年己丑(1889).

24. (清)叶桂.种福堂公选医案.《续刻临证指南医案》本.清道光九年己丑(1829).

25. (清)陈修园.南雅堂医案.石印本.上海:上海群学社,民国九年(1920).

26. (清)林佩琴.类证治裁.孙玉信,朱平生,主校.上海:第二军医大学出版社,2008.

27. (清)蒋宝素.问斋医案.镇江蒋氏快志堂刻本.清道光三十年庚戌(1850).

28. (清)陈廷儒.诊余举隅录.珍本医书集成本.

29. (清)徐大椿.洄溪医案.海昌蒋氏衍芬草堂刻本.清咸丰七年丁巳(1857).

30. (清)黄宫绣.锦芳太史医案求真初编.家刻本.清嘉庆四年己未(1799).

31. (清)程文囿.杏轩医案.珍本医书集成本.

32. (清)王之政.王九峰医案.抄本.

33. (清)王泰林.王旭高临证医案.珍本医书集成本.

34. (清)赵海仙.寿石轩医案.南京:江苏人民出版社,1965.

35. (清)何炫,何元长,何书田,何鸿舫.重古三何医案.上海:学林出版社,1989.

36. (清)朱费元.临证一得方.张玉萍,点校.上海:上海科学技术出版社,2004.

37. (清)陈莘田.陈莘田外科方案.陈守鹏,查炜,点校.上海:上海科学技术出版社,2004.

38. (清)余景和.外证医案汇编.刻本.清光绪二十年甲午(1894).

39. (清)马培之.马培之医案.三三医书本.

40. (清)郑重光.素圃医案.珍本医书集成本.

41. (清)罗定昌.医案类录.千顷堂石印本.

42. (清)王乐亭,李耀南.疡科指南医案.张玉萍,点校.上海:上海科学技术出版社,2004.

43. (清)张仲华.(评选)爱庐医案.《柳选四家医案》惜余小舍刻本.柳宝诒,评.清光绪三十年甲辰(1904).

44. (清)赵濂.医门补要.职延广,点校.北京:人民卫生出版社,1994.

45. (清)周诒观.秘珍济阴.王苹,校注.北京:中国中医药出版社,2015.

46. (清)魏之琇.续名医类案.影印本.北京:人民卫生出版社,1957.

47. (清)吴瑭.吴鞠通医案.中国医学大成本.

48. 撰人不详.孤鹤医案.稿本.

49. (清)通意子.贯唯集.邓嘉成,点校.上海:上海科学技术出版社,2004.

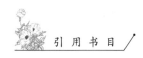
50. (清)邵兰荪. 邵兰荪医案. 中国医学大成本.

51. (清)曹沧洲. 曹沧洲医案. 柳氏藏本(抄本).

52. (清)尤怡. (评选)静香楼医案.《柳选四家医案》惜余小舍刻本. 柳宝诒,评. 清光绪三十年甲辰(1904).

53. (清)薛雪. 扫叶庄一瓢老人医案. 珍本医书集成本.

54. (清)谢映庐. 得心集医案. 珍本医书集成本.

55. (清)钱艺. 慎五堂治验录. 慎五堂稿本. 钱雅乐,编. 清光绪十年甲申(1884).

56. (清)心禅. 一得集. 珍本医书集成本.

57. (清)张士骧. 雪雅堂医案. 绍兴医药学报社铅印本.

58. (清)傅松元. 医案摘奇. 1930年太仓傅氏学古堂铅印本.

59. (清)张聿青. 张聿青医案. 上海:上海科学技术出版社,1963.

60. (清)喻昌. 寓意草. 明崇祯十六年癸未(1643)刻本.

61. (清)徐养恬. 徐养恬方案. 抄本. 清同治十三年甲戌(1874).

62. (清)王泰林. 评选环溪草堂医案. 上海前顷堂书局.

63. (清)蒋宝素. 问斋医案. 焦振廉,谢晓丽,赵坚,等注释. 上海:上海浦江教育出版社,2013.

64. (清)凌晓五. 凌临灵方. 三三医书本.

65. (清)高秉钧. 谦益斋外科医案. 李政,王培荣,校注. 北京:中国中医药出版社,2015.

66. (清)赵履鳌,赵冠鳌. 旌孝堂医案. 叶进,点校. 上海:上海科学技术出版社,2004.

67. (清)刘金方. 临症经应录. 程磐基,郑彩慧,点校. 上海:上海科学技术出版社,2004.

68. (清)王三尊. 医权初编 // 裘庆元. 珍本医书集成. 北京:中国中医药出版社,1999.

69. 秦伯未. 清代名医医案精华:秦笛桥医案精华. 上海:上海卫生出版社,1958.

70. 张锡纯. 医学衷中参西录. 王云凯,杨医亚,李彬之,校点. 石家庄:河北科学技术出版社,1985.

71. 贺桐孙. 贺季衡医案. 许济群,王新华,整理. 北京:中国中医药出版社,2013.

72. 肯堂医论·灵兰要览. 北京:北京市中国书店,1986.